高等职业教育中医养生保健专业系列教材

高等职业教育教材

亚健康学基础

任 乐 主编

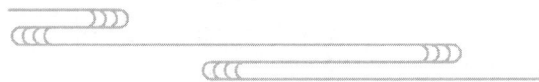

化学工业出版社

·北京·

内 容 简 介

《亚健康学基础》围绕亚健康学基础内容展开全面阐述，主要涵盖亚健康基础概念、检测评估、健康管理、综合干预及发展趋势等内容。从健康与亚健康的概念起源、分类、流行病学特征讲起，深入介绍未病学与亚健康的关联，详细阐述亚健康检测评估的原则、技术及量表应用。同时，系统讲解健康管理的理论、模式和实施步骤，以及针对不同人群的亚健康干预方案，并对慢性疲劳综合征进行了专题探讨。最后，展望了亚健康研究的精准化发展方向，介绍了新技术在其中的应用。

本教材主要供高等职业教育健康管理、中医养生保健、体育运动与保健医学、康复医学等专业使用，也可作为健康服务与管理机构从业人员的培训教材及参考用书。

图书在版编目（CIP）数据

亚健康学基础 / 任乐主编. --北京 ： 化学工业出版社，2025. 8. --（高等职业教育教材）. -- ISBN 978-7-122-48484-0

Ⅰ. R161

中国国家版本馆 CIP 数据核字第 2025NP1352 号

责任编辑：王 芳 蔡洪伟　　　　　　　　文字编辑：丁 宁 朱 允
责任校对：田睿涵　　　　　　　　　　　　装帧设计：关 飞

出版发行：化学工业出版社（北京市东城区青年湖南街 13 号　邮政编码 100011）
印　　装：大厂回族自治县聚鑫印刷有限责任公司
787mm×1092mm　1/16　印张 9¾　字数 222 千字　2025 年 10 月北京第 1 版第 1 次印刷

购书咨询：010-64518888　　　　售后服务：010-64518899
网　　址：http://www.cip.com.cn

凡购买本书，如有缺损质量问题，本社销售中心负责调换。

定　　价：38.00 元　　　　　　　　　　　　　　　　版权所有　违者必究

编写人员名单

主　编　任　乐

副主编　曲晓妮　陈　恒　吴军瑞

编　者　（按姓氏笔画排序）

王　婷（南阳医学高等专科学校）

卢佳璐（南阳医学高等专科学校）

田玲玲（山东中医药高等专科学校）

曲晓妮（山东药品食品职业学院）

任　乐（南阳医学高等专科学校）

华俊皓（南阳医学高等专科学校）

吴军瑞（南阳医学高等专科学校）

张　亚（南阳医学高等专科学校）

陈　恒（南阳医学高等专科学校第一附属医院）

姜　韬（山东药品食品职业学院）

晏　庆（湖南中医药高等专科学校）

主　审　张　峰（南阳医学高等专科学校）

前言

随着职业教育改革的深入推进，《"十四五"职业教育规划教材建设实施方案》对教材建设提出了"增强教材适用性、科学性、先进性"的明确要求，强调以真实生产项目、典型工作任务、实践案例为载体构建教学单元。本教材紧扣国家职业教育方针，精准对接大健康产业人才培养需求，以"理论与实践融合、技能与素养并重"为导向，系统设计亚健康学的教学内容，着力培养学生对亚健康状态的科学认知、评估干预能力及职业综合素养。

本教材编写特色突出，从基础概念入手，深入剖析健康与亚健康的内涵、分类及特征，让学生对亚健康学有清晰的认知。未病学与亚健康的章节，挖掘中医传统智慧，将传统的"治未病"思想与现代亚健康研究相结合，为预防和干预亚健康提供新思路。检测评估和健康管理部分，则详细介绍了各种科学有效的技术方法和管理模式。具体特色如下：

1. 岗位需求精准对接。编写团队深度调研健康管理行业岗位标准与职业资格要求，构建"基础理论-评估技术-干预方案"与职业需求高度契合的内容体系。教材引入亚健康领域最新行业指南、评估技术标准及干预手段（如亚健康人群中医体质辨识规范、现代健康监测技术应用），强化内容的实用性与前沿性。

2. 以传统章节为教学架构，创新内容设置。以亚健康"认知-评估-干预-管理"为主线，划分基础理论、中医未病学、检测技术、健康管理四大核心模块，明确各模块知识目标、能力目标与职业素养目标。每章以真实场景案例（如某社区亚健康人群调研案例）导入，下设典型项目示例（如"亚健康人群中医体质评估项目""企业员工亚健康干预方案设计项目"），激发学生学习兴趣。"综合干预实践"将项目拆解为具体任务，如"制定亚健康问卷调查表""解读体质辨识报告""开具运动干预处方"，引导学生在解决实际问题中掌握技能，培养实践思维与团队协作能力。

3. 思政元素深度浸润，挖掘亚健康领域思政育人资源。本书在传授专业知识和技术的基础上，实现思政元素润物细无声，以期培养高素质的复合型高技能人才。具体包括职业道德思政元素：通过案例分析强调健康管理师的责任担当（如隐私保护、干预方案伦理审核）；文化自信思政元素：系统阐释中医"治未病"思想的历史传承与现代价值，展现传统医学在亚健康防治中的独特优势；科学精神思政元素：引入循证医学理念，通过对比不同干预手段的健康管理研究数据，培养客观严谨的思维方式。

4. 书中配套二维码资源，如思政教学教案、电子课件，通过扫描书中二维码即可获取，满足学生碎片化学习与个性化训练需求。

本书由4所医药院校、1家医院的11位编者共同编写，其中包括非物质文化遗产代表性项目传承人。编写过程中，得到各参编单位、审稿专家及行业同仁的大力支持，在此深表谢意！鉴于亚健康学科发展迅速，加之编者水平有限，书中难免存在不足，恳请广大师生与行业专家批评指正，以便后续修订完善。

编者

2025年5月

目录

PPT、教案

第五章　亚健康与慢性疲劳综合征　097

第六章　亚健康的发展趋势　111

第七章　亚健康综合干预实践　119

绪论

一、学习亚健康学基础的重要性

2016 年 10 月，中共中央、国务院印发《"健康中国 2030"规划纲要》，首次将健康中国上升为国家战略，强调发展健康产业，促进个性化健康管理服务发展，培养一批有特色的健康管理服务人才。而健康理念的普及教育，要从儿童抓起，亚健康学服务于实践，就是要建立"健康事务所"。近年来，亚健康研究逐渐被社会各界广泛重视，亚健康学已逐渐脱颖成为一门新兴的独立学科，它是通过探讨人体从健康至疾病的演变过程，研究人体组织器官功能衰退与紊乱的原因和规律，进而探索促进生理功能、延缓衰退、恢复正常和保持健康方法的一门自然科学，以预防医学和中医治未病为基本理论依据，通过无创无害、快速简捷的现代检测手段发现人体疾病的隐潜信息，从功能学和社会学的角度评估人体的健康状态，显示人体患病前器官、组织、细胞的功能变化，提示和预警某些急危重症疾病，如心脑血管疾病和肿瘤发生的危险程度，从而采用多种预手段使之恢复最佳机能，最终达到消灭疾病于萌芽状态的目的。通过学习亚健康学基础这门课程，可充分满足学生从事岗位的多样性和工作内容的宽泛性，较其他各种卫生职业更符合我国下一时期医疗卫生发展需要。

二、亚健康学基础的内容

《亚健康学基础》围绕亚健康展开多方面阐述，为理解与干预亚健康提供全面指导。以下是亚健康学基础的主要内容：

（1）**健康与亚健康基础概念** 详细讲解健康概念的发展、内涵、中医视角认知及研究进展；明确亚健康概念、分类、诊疗现状与范畴，强调其与健康、疾病间的动态转化关系。

（2）**亚健康流行病学** 剖析不同区域、年龄、性别、职业人群的亚健康发生率及特征，探究相关影响因素，为针对性预防和干预提供依据。

（3）**未病学与亚健康关联** 介绍古代中医"治未病"思想及现代未病学研究，阐述其对亚健康研究的意义、干预原理和治疗方法，如未病先防、欲病救萌等。

（4）**亚健康中医辨证** 基于中医理论，分析亚健康形成机制，介绍中医体质辨识方法，讲解常见诊断方式和证候类型，突出中医在预防与调控亚健康方面的优势。

（5）**亚健康检测评估** 明确检测评估的基本原则和指标体系，介绍传统及现代检测技术，包括心理亚健康检测和量表评估，助力准确判断亚健康状态。

（6）**健康管理与亚健康** 阐述健康管理概念、原则、分类及实施步骤，说明其与亚健康的关系，强调对慢性病防控的作用，介绍个性化心理健康管理方案。

（7）**亚健康与慢性疲劳综合征** 介绍疲劳概念、分类及慢性疲劳综合征，分析中医对其认知和诊疗方法，阐述与亚健康的关系、流行病学特征、临床特征及干预策略。

（8）**亚健康综合干预** 强调综合干预的意义和原则，介绍与中医养生学的联系，阐述具体干预方法，如健康教育、心理调适、饮食和运动干预等。

三、亚健康学基础的学习方法

（1）**事先计划，定期总结** 以任务驱动学习，做好复习计划表和每日学习清单；合理安排复习时间，提高学习专注力，比如每天坚持 2 小时左右。

（2）**理论与技能相结合** "亚健康学基础"这门课程关于理论知识和专业能力的内容有交叉重复知识点，考试时也会交叉考核。通过理论与实践相结合，达到对亚健康管理流程和内容的融会贯通。

（3）**灵活记忆** 由于本门课程考查知识点覆盖面较广，学生尤要牢记高频考点以及教材中重要图表、数字和公式，在备考时掌握各种记忆技巧。而亚健康管理与日常生活息息相关，采用理解记忆法的记忆效果会更好，比如"脑卒中和冠心病基本病变都在血管系统，有着共同的危险因素，流行病学表现相同，与高血压、糖尿病、高血脂、吸烟、饮酒和肥胖密切相关"。还可以采用关键词记忆法，比如"残疾三级预防策略对应疾病三级预防策略，一级是针对健康人群的病因预防，二级是针对高危人群的筛检，三级是针对患者的康复"。另外可以采用对比记忆法，比如"除了糖尿病和慢阻肺病，高血压和脑卒中等其他慢性病的主要危险因素中都包括饮酒"。

（4）**反复练习** 熟悉出题模式，在技能案例答题时应有考点敏感性，能够将知识运用到实际案例中。

（5）**学习要有系统性** 在学习亚健康管理知识的时候，首先要了解该科目的知识结构体系，从整体上把握知识，学习每一部分内容都要弄清其在整体系统中的位置。

（6）**重在理解** 学习知识重要的是理解，理解了是什么、为什么、怎么算、怎么用，那这个知识点就基本掌握了。还要有兴趣，兴趣是学习的源泉，而问知识是什么、为什么，则是在培养我们对学习的兴趣。对学习这门课程有兴趣，那么学习难度自然就降低了。

（7）**举一反三** 在学习中，可能我们是真的学习了，也了解了，可真正做题的时候还是不会。主要原因在于我们忽略了知识的灵活应用，忽略了知识与实际的联系。应经常注意新旧知识之间、所学内容与生活实际之间的联系，不要孤立地对待知识，养成多角度思考问题的习惯，有意识地去训练思维的流畅性、灵活性。

四、亚健康学基础的学习要求

通过《亚健康学基础》课程的相关知识学习，学生应掌握以下相关内容。

1. 理解亚健康状态

亚健康是指人体功能出现一定程度的失调，但尚未达到疾病的程度。常见的亚健康状态包括疲劳、失眠、压力过大、消化不良、头痛、焦虑等。亚健康状态是健康与疾病的中转站，如果不及时采取措施进行调理，可能会进一步发展成疾病。

2. 掌握亚健康管理的定义和目标

亚健康管理的定义是对个体或群体的健康状态进行全面的维护和保养，采取预防和保健措施来预防疾病的发生，以及在亚健康状态出现时及时进行干预和调整，以改善个体的健康状态，提升生活质量。亚健康管理的目标是促进个体的身心健康，提高个体的生活质量和工作效率。

3. 学习亚健康管理的关键措施

健康维护：定期检测身体各项指标，避免过度劳累和精神压力过大等状况出现，保护身体各项指标维持在合理范围内。疾病预防：通过合理饮食、适度运动、保持良好的生活习惯等方式来预防疾病的发生。亚健康状态干预：当个体处于亚健康状态时，采取相应的干预和调整措施，如调整生活方式、进行心理调适等。

4. 掌握亚健康人群实施健康管理的基本模式和步骤

全面了解包括个人医学史、行为及生活方式、心理因素等在内的健康信息。详细记录个人健康信息、体检结果、治疗措施等资料。综合个人生活行为、生理心理社会因素，根据体检结果对健康状况进行前瞻性、个体化分析。筛选高危人群，了解亚健康的成因，及早发现亚健康状态和早期潜在的病患人群，设计个性化亚健康管理计划，内容包括饮食、运动、心理、药物、生活方式干预措施、中医养生保健。

5. 了解调整亚健康状态的方法

生活方式调整：合理安排工作、休息时间，保证每天有足够的休息时间。平衡饮食：摄入营养均衡的食物，减少高热量、高脂肪食物的摄入量。规律运动：每周至少进行3次有氧运动，如快走、跑步等。充足睡眠：每晚应保持7～8小时的高质量睡眠时间。压力管理：采用放松技巧如冥想、深呼吸来应对日常压力源。

6. 实践与学习相结合

通过参与实际的亚健康管理工作，将理论知识应用于实践中，不断提升自己的亚健康管理能力。积极参加亚健康管理的培训课程、研讨会等，与同行交流经验，了解最新的亚健康管理理念和技术。

总之，亚健康管理的学习方法需要综合多方面的知识和技能，同时注重理论与实践的结合。通过不断学习和实践，可以提升自己的亚健康管理能力，为人们的健康保驾护航。

第一章
健康与亚健康

▶ **知识目标**

1. 掌握健康评价的方法及各维度划分，明晰亚健康的概念、分类，理解其在临床的应用范畴，知晓亚健康诊疗行业现状和发展趋势，了解健康与亚健康概念的发展历史。

2. 熟悉亚健康的流行病学特点和不同人群的亚健康表现特征，以及不同区域之间亚健康发生率的差异。

3. 了解健康与亚健康概念的内涵、动态性及在中医学方面的相关内容。

▶ **能力目标**

1. 能运用健康评价方法，从多维度评估个体健康状况。

2. 可以根据亚健康的分类和表现，识别不同类型的亚健康状态，为初步判断和干预提供依据。

3. 学会分析亚健康的影响因素，针对不同职业、年龄人群制定个性化的预防和干预策略。

▶ **素质目标**

1. 培养职业认同感，发扬爱岗敬业的职业精神。

2. 培养独立思考、善于评估亚健康状态的能力。

3. 强化健康中国战略意识，提高居民亚健康干预水平。

案例导引

　　李先生是一名销售经理，42岁，体型偏瘦，经常坐在办公桌前做项目方案，为了业绩频繁加班，饮食不规律。近来李先生发现自己体重有下降趋势，还觉得头晕嗜睡，胸闷恶心，没食欲，疲劳无力，去医院检查却没有发现异常。

　　问题：

　　1. 请问李先生目前处于什么状态？

　　2. 该状态可以分为哪些种类？

　　健康与亚健康状态的研究已成为21世纪健康科学与疾病预防领域的核心议题。长久以来，人们的焦点主要集中于疾病的认知、诊断技术及治疗手段的革新上，却在一定程度上忽视了疾病所蕴含的社会文化维度，以及从个体健康状态出发，深入探究疾病发生与发展的动态过程。在健康与疾病这两种状态之间，人体的生命活动处于持续不断的动态变化之中，疾病的出现是生命中不可避免的一环，且其对人类生活的影响广泛而深远，既随时间、地点而变化，又涉及多个层面。疾病既可单纯被视为一种生物学现象，直接造成个体的身体损害与功能失调，亦可被视为身心同时出现损害的复合情况，因为身体的创伤无疑会伴随着精神的煎熬；更进一步，疾病还能作为社会性事件，其影响范围小至家族血脉的延续，大至人类文明的发展进程。因此，深入理解疾病的复杂性，并加强对健康状态的探索，不仅具有理论价值，更富有实践意义。同时，对疾病萌发或初期阶段——"亚健康"状态的关注，彰显了科技进步与时代精神的交融。本章旨在从历史脉络中追溯人类对于疾病、健康及亚健康状态认知的演变，系统总结并提出亚健康的概念、分类及界定方法，为今后基础研究与临床实践奠定坚实的理论基础。

第一节　健康的相关概念与内容

一、健康概念的提出与发展

　　健康在英语中被诠释为强壮、结实、完整，健康是人类社会生存发展的一个基本要素，没有健康就一事无成，因此健康问题既属于个人又属于社会，健康是人们共同追求的目标。健康概念的发展历史反映了人类对生命、疾病和社会关系的认知演变。从最初基于神秘主义的朴素理解，到现代多维度、系统化的科学定义，健康的内涵不断拓展。早期人类将疾病归因于神灵惩罚或邪灵入侵，治疗手段以巫术、祭祀为主，健康被视为"与自然和谐共处"的状态。古典时期，人们开始将哲学与经验初步融合，出现了如希波克拉底的"四体液说"、我国《黄帝内经》提出的"天人相应"和道家的"形神共养"等。19世纪，科学发展的初级阶段，健康主要被定义为"无病即健康"，人们普遍认为健康就是没有疾病，有病就是不健康，其后对健康概念的理解越来越深入，现代健康观对健康衡量标准不仅仅是指四肢健全无病，还要求精神上有一个完好状态。1948年的《世界卫生组织宪章》指出：健康不仅仅是无疾病或不虚弱，还是身体、心理和社会适应三方面的完好状态。1977年，美国医学家恩格尔提出生物-心理-社会医学模式，进一步强调社会和心理因素对健康的影响，推动了健康观念从单纯的生物角度向社会和心理维度的拓展。1986年《渥太华宪章》提出：良好的健康是社会、经济和个人发展的主要资源，也是生活质量的重要部分。1989年世界卫生组织（WHO）进一步将道德修养纳入健康范畴，提出四维健康观，即躯体健康、心理健康、社会适应良好和道德健康。1992年世界卫生组织在《维多利亚宣言》中首次提出了健康的四大基石（four pillars of health）：合理膳食、适量运动、戒烟限酒、心理平衡。这四大基石旨在为全球公众提供科学、实用的健康指导原则，至今仍是健康促进领域的核心理念。

二、健康概念的内涵

1. 中医学的健康概念

中医学对健康的理解有着悠久的历史和独特的理论体系。中医认为健康的含义是无疾病，以寿命长短和机体的活动能力来判断。在认识群体健康状态时，正如《黄帝内经》中记载："上古之人，春秋皆度百岁，而动作不衰；今时之人，年半百而动作皆衰……"在对健康状态的判断上，各年代都遵从《黄帝内经》的思想，认为人是一个有机整体，并与社会、自然环境息息相关，人体生命活动是在内外环境的作用下，多种因素相互作用而维持的一种动态的、相对平衡的过程。平衡即健康，平衡的失调即为疾病。其核心概念融合了阴阳、五行、气血、脏腑等理论体系，形成了独特的健康观。

（1）中医对健康状态的描述　中医认为，健康是人体阴阳平衡、脏腑功能协调、气血津液充足且运行通畅、能够适应外界环境变化的一种状态。人体生理活动及其与外界环境处于相互协调的动态平衡之中，即所谓"阴平阳秘，精神乃治"，形容为"平人"。平人的判断是通过望、闻、问、切四种诊断方法观察症状、舌象、脉象进行刻画的。

（2）中医摄生与健康状态维持　中医对健康状态的维持非常重视，在《黄帝内经》一书开篇即论"摄生"。保持健康状态是由于"正气存内，邪不可干"，而疾病过程是由于"邪之所凑，其气必虚"。中医在养生保健防病过程中讲究"异法方宜""天人相应""四时更替""五运六气"等，即人的健康可能与地域特点、饮食习惯、常居地天气变化、四季更替有关，所以要根据各自特点，采取相应的养生方法，如每年及时了解本年度的气候特点，提前做好防病的准备等。

健康状态的判断还必须考虑个体的具体情况，如年龄、性别以及生理状态等，不同阶段，健康标准是不同的，要全面考虑，因此也充分体现了健康是一个多维、连续、可调控的生命状态。

2. 健康的现代概念

目前多数学者同意世界卫生组织的观点，就是说一个完全健康的人应该是躯体健康、心理健康、社会健康和道德健康，其中躯体健康指人体生理功能正常；心理健康的标志是人格完整，自我感觉良好，情绪稳定，认知、情绪和行为处于积极状态，能适应压力、实现自我潜能；社会健康是指个体与社会环境的良性互动，一个人心理活动和行为能适应当时复杂的环境变化，为他人所理解，为大家所接受；道德健康是个体在道德观念、道德情感和道德行为上达到的一种和谐状态，最主要的是不以损害他人利益来满足自己的需求，有辨别真伪善恶荣辱和美丑等是非观念，能按社会认为规范的准则约束支配自身的行为，能为人们的幸福、社会的进步和发展作贡献。

健康概念具有时间性、动态性和地域性。

（1）**时间性**　健康概念随着时间的推移不断演变，反映了不同时代对健康的认识和需求，不能用同一标准来衡量。健康不能由主观或客观的东西来决定，群体健康是代表各时代的总体健康水平，是一种理想的状态，其衡量标准取决于当时的科技水平和对人体病理状态的认识深度，目前人们在努力用主观表现和客观认识相结合综合理解健康的内涵。

（2）**动态性**　"健康"是一个动态的概念，会随着时间、环境、生活方式、心理状态等多种因素的变化而不断调整和改变，是机体维持动态平衡的过程，"健康"与"疾病"同处在一个轴线上，在健康与疾病之间不存在明确的界限，这种动态性体现在生理、心理、社会适应等各个层面，反映了健康作为一个复杂系统的特性。医学界有人把"健康"称为第一状态，人们生活的目的就是维持身体健康、心理健康、社会适应良好三者的和谐，即健康状态。但是健康状态的维持也是最难的，任何一种不良因素的干扰，都会打破原有的平衡而陷入不健康的状态，因此健康是动态变化的，在人的一生当中，过去、现在或将来能够一直维持身体、精神、社会的绝对完好状态是不可能的，因此，完好健康状态是相对的，随时变化的。

（3）**地域性**　不同国家不同地区，人们有着各自不同的健康概念和标准，应根据国家地区的不同，理解其可能达到的良好状态，逐步建立理想的健康标准。

三、健康的评价

过去，人们认为健康就是没有疾病，在这一概念的指导下，习惯从疾病的概念出发来评价个体或群体的健康状态，对于疾病防治措施的有效性评价采用发病率、患病率、致死率、生存率等统计指标，对患病个体采用痊愈、显效、好转、无效等指标，这些评价指标测量健康状况是必要的，但未能表达健康的全部内涵，对健康的评价必须纳入个体对其健康状况的主观评价和期望的内容。

健康评价的主要手段是健康测量，健康测量是对健康概念及与健康有关的事物或现象进行量化的过程，即依据一定的规则，根据被测对象的性质或特征，用量化的指标反映健康及与健康有关的事物或现象。健康测量的结果为健康评价提供依据，随着技术的不断提高，对健康的测量逐渐从单一的躯体健康测量发展到对多维度的躯体、心理、社会、主观满意度等的测量；从对负向健康测量发展到对正向和负向两方面的测量；从对组织器官的客观状况的测量发展到对个体主观体验和满意度的测量；从以患病或死亡为终点的测量发展到以患病后个体的功能状况和社会适应能力为终点的测量。

四、健康研究的新进展

从 WHO 对健康维度划分的理念出发，研究者们对健康概念和健康测量的研究逐渐深入，但所用方法不外定性和定量方法，定性方面是把健康维度进行扩展和详细分类，定量方面则是用量化测量的方法，结合生存质量进行研究，自测和现代生物技术相结合，并应用人工智能分析健康数据。

1. 健康维度的划分

在健康测量的研究中，首先对健康维度进行了划分，依据 WHO 对健康的初始定义，健康分为生理、心理、社会 3 个维度。随着全球健康挑战的复杂化，WHO 逐步将环境、数字、精神等维度纳入健康框架而且对每个维度的内涵有了概括。

（1）生理维度　指个体的结构与功能特征。包括对疾病的易感性、体重、视力、听力、体能、协调性、耐力及康复能力等许多方面。在一般情况下，这个维度是基本的，也是最重要的。

（2）情绪维度　即心理健康方面，是人们对事物的主观体验和反应，包括对情绪的正常感知和表达能力，以及对情绪的适当调节能力。个人的生活目标、工作抱负以及对日常生活情境的情感均与健康的情绪维度相关，它影响个人的成长与发展。不良的情绪体验可导致个人整体满意度与活力的降低。

（3）理智维度　个体对信息的运用和处理能力、对价值观及信念阐明以及决断能力的训练；还有应对技巧、灵活性、在恰当的时机讲适当话的技巧，以及理解新观念的能力都归入此维度。这方面的不足可能会影响个体的生活经验对成长和发展所提供的帮助。

（4）社会维度　个体的成长和发展离不开所生存的社会（人与人之间的关系），一个人从出生到长大成人都受他人的影响，只要认识到这一点，就会察觉到这个维度在生活中的重要性。实际上这个维度就体现在人际交往的各方面，对个人来讲就是生活方式及社会支持。

（5）心灵维度　心灵（spirituality）一词也可译作"精神"，按我们通常的理解，相当于"精神体系"和"思想境界"的意思，是个体对生命意义、价值观的感知与内在的平静状态。目前，WHO 尚未将其列为独立维度，但承认其影响（如临终关怀中的精神慰藉）。从健康意义上来说：①正确的信仰是健康的精神支柱；②坚定的信念是健康保持的必要条件；③必要的信心是克服障碍、促进健康的具体动力；④信任包括自信与信人，这是在人类社会中保持健康心态和建立良好人际关系的根本。

（6）职业维度　有人将职业性人际关系从一般社会关系中分离出来，以强调它在当今社会中的重要性。这一维度反映个体对受雇用的满意度，它对个体健康的影响可以是直接的，也可以通过对其他维度的作用而间接影响。通常，个体在受雇用的情境下，如果职业在外部奖励（足够的工资与奖金）和（或）内在奖励（积极的社会相互作用及个人有创造性或成就感的机遇）得到满足，就会产生积极情感。同时，个人财务安全对健康行为也有影响，如医疗支付能力，即经济健康。

（7）环境维度　随着人类文明的进步，生存环境日益受到人们的关注。环境是个大概念，包括宏观和微观两方面。微观环境可以从分子到生物个体、种群再到人文景观，大致上与社会维度相一致，除了家庭、学校、工作单位的人际关系外，社会治安、社区条件都属此范畴。

宏观环境则涉及城市、国家、世界，甚至地球、宇宙。所以，也有人将这方面独立出来称为全球维度或行星健康。地球生态系统的稳定是人类健康的先决条件。这个维度通过国际争端、战争、饥荒、环境污染、臭氧层的破坏、自然灾害等影响人体健康。

（8）数字维度　为了推动数据科学的发展，欧美发达国家启动了国家层面的数据科学战略规划，出台政策以支持医疗健康大数据的建立和共享。例如，欧洲启动创新健康计划，将队列研究、电子病历、医疗质量改进、注册登记研究、临床试验数据和影像学特征等多维度数据整合，用于研究心血管疾病。随着 5G 技术的普及、"健康中国 2030"战略的推进，我国数字健康也在飞速发展，通过信息技术（如 AI、可穿戴设备）保障健康数据安全并提升医疗可及性，同时相关的要求也应运而生，如《数字健康全球战略（2020—2025）》要求数字工具需通过 ISO 13485 医疗器械认证，健康数据隐私保护应符合《通用数据保护条例》（GDPR）的匿名化处理。

随着健康测量研究的进展和时代的发展，健康维度的研究也将更加深入。

2. 健康评价原则

目前对健康状态的评价尚无公认的方法，中医通过四诊合参来判断健康，注重个体自我感觉的异常；西医从微观的角度，应用生物学检测方法排除疾病来判断健康。如何综合两种方法，综合判断健康状态是目前需要研究的问题。

社会医学领域对健康状态的研究，比较公认的方法是从健康的定义出发，考虑生理、心理、道德、社会适应多个方面，用量表测量方法进行研究。但其概念非常宏观，量表的内容和使用范围又各有差异。

王颖等基于健康是生理和心理健康综合反映的观点，建立了群体指数评估系统的数学模型并进行了验证，即：健康指数（K）=无工作总量/工作总量。无工作总量可分解为：睡眠、娱乐、运动等分量；工作总量可分解为：工作时间、工作压力、生活压力等分量。探讨了评价群体身体健康状态的较实用和可行的方法。戴青梅等认为健康是由生理、心理、社会多维因素组成的主体结构，可把健康测量内容概念分为三个主要方面：功能状态、完好状态和自测健康。黄津芳等提出健康测量应包括 5 个不同的维度，即生理健康、心理健康、日常的社会功能、日常的角色功能和自测健康。国外学者采用的隶属度（GOM）健康状况分析模型，体现了健康测量内容是多维性、连续性和非线性的统一。

（1）躯体健康　常用评价躯体健康的方法对体格、功能及体力进行测定以及对功能状况指数进行评价，其主要途径有医学模型、功能模型和躯体健康状况的自测。测量躯体健康的方法有：受限法，即个体在特定时间内完成某些正常活动身体受限情形；任务导向法，个体能够感受到的健康情形是如何影响其特定的躯体活动。常用的评定量表有日常生活能力（activities of daily living，ADL）评定及工具性日常生活功能（instrumental activities of daily living，IADL）评定、衰弱表型（Fried 标准）。我国躯体健康状况的自测多用与健康相关的量表测量，包括症状自评量表（SCL-90）、身心健康量表（UPI）、康奈尔健康问卷（CMI）、健康调查量表（SF-36）、EQ-5D 健康相关生活质量量表、Barthel 指数（BI）等。另外，现在还可以借助人工智能进行技术增强型评价，如可穿戴设备（智能手表等），用于日常活动趋势监测等。这里自测躯体健康有着更重要的意义。

（2）**心理健康**　心理健康的测量常包括行为功能的失调、心理紧张症状的频率和强度、心理完好度和生活满意度等内容。评价方法主要是通过对人格测验、智商测验、情绪与情感的测量、神经心理测验、总体心理健康评价来完成，常用的量表有明尼苏达多项性格量表（MMPI）、艾森克个性问卷（EPQ）、焦虑自评量表（SAS）、抑郁自评量表（SDS）、智能量表（IQ）、汉密尔顿抑郁量表（HAMD）、症状自评量表（SCL-90）、心理健康连续体简版（MHC-SF）、患者健康问卷（PHQ-9）等，还有针对少年儿童使用的儿童行为量表（CBCL）、青少年自评量表（YSR）。目前所使用的大多数量表是对心理异常现象的测量与评价，而心理健康的测量没有公认的标准，存在一定的局限性。正确使用量表需结合临床观察与实验室指标（如皮质醇检测），避免单一工具误判。

（3）**社会健康**　社会健康测量需结合定量量表与质性研究（如焦点小组访谈），以全面理解社会关系对健康的影响机制。常包括社会资源和人际关系等内容，评价方法是通过人际关系、社会支持、社会适应、行为模式的测量以及群体社会健康评价来完成，常用的有社会支持评定量表（SSRS）、Duke 社会支持量表（DSSI）、社会适应能力问卷（SAQ）、青少年社会行为问卷（YSR 社会能力分量表）、社区参与量表（CES）、归属感量表（SOBI）、生活事件量表（LES）、老年人社交网络量表（LSNS-6）、简易应对方式问卷（SCSQ）、应激感受量表（PSS）等。

（4）**自测健康**　许军等认为自测健康是个体对其自身的健康状况的主观评价和期望，这种测量基于自身的健康状况而不顾及他人的评价。包括现实自测健康、未来自测健康及不适的感觉等。健康的测量形式是采用问卷的形式和参照自身的、别人的或客观信息，从极好到极差或从健康到不健康等几个尺度进行测量，自测健康能够反映个体有关神经、内分泌、免疫系统的信息，而这些信息是其他类型的健康测量方法无法得到的，常用的量表有自测健康评定量表（SRHMS）、EQ-5D-5L 健康相关生活质量量表、WHO-5 幸福指数、匹兹堡睡眠质量指数（PSQI）等。

（5）**生活质量评价**　生活质量研究始于 20 世纪 30 年代的美国，目前生活质量测评已被广泛用于癌症、慢性病及某些特殊人群的测评，为治疗方法或干预措施的筛选、卫生资源分配的决策等提供综合依据。生活质量评价方法作为一种新的健康测量和评价技术，通过"将主观体验客观化"，为个体健康管理、医疗资源分配及社会政策优化提供量化依据，是一个多维反映客观和主观方面的综合测量指标，临床上通过对健康状况的测量来反映个体生活质量，主要包括躯体状态、心理状态、社会关系、环境、独立程度、精神/宗教/个人信仰等几个维度。未来，随着技术整合与跨学科合作，生活质量评价将成为"健康社会"建设的核心监测工具。

第二节　亚健康的相关概念与内容

一、亚健康的概念

亚健康（sub-health）概念的提出与发展，反映了人类对健康与疾病之间过渡状态的认知深化。亚健康状态是 20 世纪后国际医学界的医学新视角，是人们在身心、情感方面处于健康与疾病之间的健康低质量状态与体验，是非器质性改变或未确诊为某种疾病但身体出现功能上的变化的状态。其实，我国中医早在《黄帝内经》中已经提到"上工治未病"，强调"未病先防"，将健康视为阴阳动态平衡，失衡即为"未病"状态。张仲景《金匮要略》发展"未病"为"欲病"，描述"四肢重滞""头目昏眩"等亚健康症状。到 80 年代中期，苏联学者 N.布赫曼（Berkman）通过 WHO 有关健康的定义和标准及其他一些相关研究发现，生活中有许多人存在着一种似健康非健康、似病非病的中间状态。由于过去人们习惯上把健康称作是"第一状态"，把患病称为"第二状态"，因此布赫曼等人把这种介于疾病和健康的中间状态称为"第三状态"，也称"灰色状态""中间状态""病前状态""亚临床状态""临床前期""潜病期""前病态"等。这一发现被后来许多学者的研究所证实。后来，国内学者王育学在 1996 年首次提出了"亚健康"这个词汇，并纳入中医"未病"范畴。为了更准确地对这部分人群进行定位和调研，把"亚健康"初步定义为：介于健康和疾病的中间状态，在相当高水平的医疗机构经系统检查和单项检查，未发现有疾病，而个体自己确实感觉到了躯体和心理上的种种不适。

目前许多学者从医学角度对正常状态、亚健康状态、疾病状态进行了研究，指出正常状态指没有明显的自觉或检查的临床症状和体征的状态；亚健康状态是指人的身心处于疾病与健康之间的一种健康低质状态，是机体虽无明确的疾病，但在躯体上、心理上出现种种不适的感觉和症状，从而呈现活力和对外界适应力降低的一种生理状态。这种状态多由人体生理功能或代谢功能低下所致，会影响人的工作能力和生存质量。因此，亚健康概念的产生，是现代医学对健康的界定与近代医学从局部结构与特异病因对疾病界定的结合。

亚健康是处于疾病与健康之间的一种中间状态，健康、亚健康、疾病这几种状态都是动态发展、互相转化的，不是一成不变的，症状时轻时重，与环境压力、生活方式密切相关，通过干预可恢复健康，放任则可能发展为疾病。但亚健康如何与疾病及健康状态进行界定，其主要的特征是什么，在时间上如何限定，其转归如何，目前尚未有统一的界定方法。虽然如此，加强亚健康概念和内涵的研究，对于提高人群健康意识和防治水平已经显得十分重要和迫切。

知识链接

"亚健康"的命名由来

"亚健康"这一概念最早见于专业报刊。1996 年 1 月，《健康报》开设了一个名为"亚健康学术探讨"的专栏，并相继发表了王育学所撰写的《疲劳综合征与亚健康状态》和其他专家所撰写的一系列文章。在王育学撰写的"编者按"中写道，亚健康状态"是近年来医学界所提出的一个新的概念……当前尚无规范性的明确定义"，可以认为"在健康与非健康二者之间，机体存在着一种非此非彼的状态，即亚健康状态"。此后，中国药学会多次召开了"亚健康学术研讨会"，1998 年在第 2 届亚健康学术研讨会上提出亚健康状态的英文名为"sub-health state（SHS）"。在 2001 年 8 月的第 8 届亚健康学术研讨会上，亚健康的英文名被确定为"sub-health（SH）"，此后在社会上被各领域的人们广泛引用。

二、亚健康的分类

亚健康状态是机体在无器质性病变情况下发生的一些功能性改变。因其主诉症状多种多样且不固定，故又被称为"不定陈述综合征"。众多学者认为其分类主要有以下几种。

1. 躯体亚健康

躯体亚健康状态总的特征是持续的或难以恢复的疲劳，常感体力不支，懒于运动，容易困倦疲乏、肌肉关节酸痛、头昏头痛、心悸胸闷、怕冷怕热、易于感冒等。但由于还伴有多种躯体表现，故分以下亚型。

（1）疲劳性亚健康　以持续的3个月以上的疲乏无力为主要表现，并排除一切可能导致疲劳的疾病（如病毒性肝炎、肿瘤、糖尿病、重症抑郁等）。

（2）睡眠失调性亚健康　以持续3个月以上的失眠（入睡困难、多梦、易惊醒、睡眠不实、早醒、醒后难以入睡等）、嗜睡、晨起时有明显不快感，或不解乏的睡眠为主要表现，并排除可能导致睡眠紊乱的各种疾病（重症抑郁、睡眠呼吸暂停综合征、发作性睡病等）。

（3）疼痛性亚健康　以持续3个月以上的各种疼痛为主要表现，并排除可能导致疼痛的各种疾病。

头痛：多为全头部或额部、颞部、枕部的慢性持续性的钝痛、胀痛、压迫感、紧箍感，属于肌紧张性头痛，伴有头昏或眩晕。

其他部位疼痛：咽喉痛、肩颈部僵硬疼痛、背痛腰酸、肌肉酸痛、关节疼痛等。

（4）其他症状性亚健康　以持续3个月以上的其他任何症状为主要表现，并排除可能导致这些症状的各种疾病。以上各类型的症状如果同时出现，以最为严重者作为归类依据。

此外，也有根据西医生理病理特点进行分类的，如易感冒性亚健康（显著特征是抵抗力下降，容易受感染，反复感冒，易出汗，常伴咽痛、低热等），心肺功能低下性亚健康（不明原因的胸闷气短、胸痛、喜叹气、心悸、心律失常、血压不稳，经各种检查排除器质性心肺等疾病），消化不良性亚健康（常见食欲不振、有饥饿感却没胃口、腹胀、嗳气、腹泻、便秘等症状），内分泌代谢紊乱性亚健康（性功能减低，月经紊乱、痛经，轻度的高血脂、高尿酸，糖耐量异常；腰痛、尿频、尿痛，但经各种检查排除器质性肝肾相关疾病）等。种种的躯体不适，严重影响着人们的生活质量，妨碍生活、学习、工作，它可以长期地、潜隐地损害健康，最终走向疾病，也可因某种因素促发重症，甚至发生猝死。据统计，近几年来日本每年发生"过劳死"的事件超过万例，我国青壮年人群猝死现象也明显增多。

2. 心理亚健康

心理亚健康状态是由社会竞争日趋激烈，生活节奏不断加快，人们不可避免地要面对各种矛盾和冲突，承受极大的心理压力造成的，被压抑的情绪和心理冲突，对机体的生理过程有明确的影响，引起自主神经系统、内分泌系统和免疫系统的一系列变化，出现不明原因的情绪低落、烦躁不安、急躁易怒、恐惧胆怯、记忆力下降、注意力不能集中、精力不足、反应迟钝等。最为常见的心理亚健康类型有以下几种。

（1）焦虑性亚健康　持续3个月以上的焦虑情绪，并且不满足焦虑症的诊断标准。焦虑情绪是一种缺乏具体指向的心理紧张和不愉快的情绪，主要表现为精神焦虑不安、急躁易怒、恐慌，可伴有失眠、噩梦及血压增高、心率增快、口干、多汗、肌肉紧张、手抖、尿频、腹泻等自主神经功能紊乱症状，也可因这些躯体不适而产生疑病和忧郁。

（2）**抑郁性亚健康**　持续3个月以上的抑郁情绪，并且不满足抑郁症的诊断标准。抑郁情绪是一种消极情绪，主要表现为情绪低落、抑郁寡欢、兴趣减低、悲观、冷漠、自我感觉很差和自责，还可以有失眠、食欲和性欲减低、记忆力下降、体重下降、兴趣丧失、缺乏活力等，有的甚至产生自杀欲念。

（3）**恐惧或嫉妒性亚健康**　持续3个月以上的恐惧情绪，并且不满足恐惧症的诊断标准。主要表现为恐惧、胆怯等不良情绪，还有妒忌、神经质、疑病、精神不振、记忆力减退、注意力不集中、失眠、健忘、反应迟钝、想象力贫乏、情绪易激动、遇小事容易生气、爱钻牛角尖、过于在乎别人对自己的评价等。

（4）**记忆力下降性亚健康**　以持续3个月以上的近期记忆力下降，或不能集中注意力做事情为主要表现，且排除器质性疾病或非器质性精神类疾病者。

心理亚健康状态的普遍存在，必然导致工作效率降低，人的社会适应能力下降，人际关系不和谐，以致造成认识和决策偏差，严重影响生活质量和生命价值，对个人、家庭、他人造成不应有的伤害，又常常不被个人所意识，不被社会所承认，不被医学所确认，因而使人感到莫名的痛苦；不良情绪持续存在，最终导致病理改变即心身疾病，如常见的高血压、冠状动脉粥样硬化性心脏病（简称冠心病）（CAD）、胃和十二指肠溃疡、更年期综合征以及癌症等。

3. 社会交往亚健康

以持续3个月以上的人际交往频率减低或人际关系紧张等社会适应能力下降为主要表现。难以承担相应的社会角色，工作、学习困难，处理人际关系和家庭关系的能力下降，以及社会交往能力受损。现代社会是开放和信息的社会，观念不断更新，新事物层出不穷，要求人们具备良好的社会适应能力，不能很好地处理社会与人际关系的个体，会出现适应不良的征象。

（1）**青少年社会交往亚健康**　青少年正处于人格的塑造期，分辨能力、判断能力尚不成熟。因家庭教养方式不良及个人心理发育不良等因素，导致社会适应困难，一旦离开家庭，在学校、集体生活中适应困难，独立生活能力差，新环境适应能力弱，各种人际关系处理能力弱，从而阻碍了有益的信息交流，导致情绪压抑、苦闷烦恼，严重者可能影响正常学习和生活。

（2）**成年人社会交往亚健康**　需要面对的问题有许多，如工作环境变换、复杂的人际关系处理、建立家庭、养育子女、工作压力、知识更新等，一旦不能适应这些问题，就会陷入不良情绪当中，无法正常适应社会环境，不能很好处理复杂的人际关系，不能平衡事业与家庭关系，工作及生活压力无法排解等。

（3）**老年人社会交往亚健康**　退休后生活内容、社会地位的改变，导致老年人出现消极情绪状态，主要表现为失落感和孤独感增强、行为反常、遇小事容易生气、人际交往能力降低、态度冷淡等，需要不断地调整行为方式，积极地适应。

社会适应的亚健康状态，明显影响人们的学习进取、生活安宁和身心健康，引起程度不等的心理障碍，如压抑、苦闷、自卑、孤僻、意志脆弱，缺乏应对生活矛盾和克服困难的决心及毅力。人际关系适应不良，则不能融入群体，不能获得"社会支持网"的援助，自怨自艾，无端猜疑，表现出某些偏离行为，或成为时代的落伍者，这些状态可能显著影响生活质量，并增加未来心理健康问题的风险。

4. 道德亚健康

持续 3 个月以上的道德问题，直接导致行为的偏差、失范和越轨，从而使人产生一种内心深处的不安、沮丧和自我评价降低的状态。

由于思维方法不科学、错误选择接受、社会默化、从众、去个性化等心理影响，在某些特定的时空，很多人在世界观、人生观和价值观上存在明显的偏差，表现为损人利己、缺乏社会责任感、自我评价能力下降等，如运动场上球迷闹事，网络"键盘侠""网暴者"的不良行为等，既违反了社会伦理、道德规范，又损害了自己的身心，甚至导致违法犯罪。

三、亚健康状态在临床的应用范畴

根据亚健康的定义可知，亚健康的范畴也是宏观而模糊的，西医学描述亚健康状态涉及的范畴主要有以下几方面：①身心上不适应的感觉所反映出来的种种症状，如疲劳、虚弱、情绪改变等，其状况在相当时期内难以明确；②与年龄不相适应的组织结构或生理功能减退所导致的各种虚弱表现；③微生态失衡状态；④某些疾病的病前生理病理学改变。因此，亚健康状态涉及的医学范畴有以下可能性：①某种或某些疾病的临床前状态（如高血压、高血脂、糖尿病、肿瘤、肥胖等），可进一步向该疾病发展；②某些疾病经治愈后仍存在的各种虚弱与不适；③人体处于衰老时期，由于组织结构老化及生理功能减退所导致的各种虚弱表现；④机体身心功能的轻度失调，存在有相对独特的表现特征，其发生机制尚未明确，多与现代医学的各种"综合征"有关；⑤身心上不适应的感觉所反映出来的种种症状，其状况在相当时期内难以明确。

根据中医学理论，健康是指机体内部的阴阳平衡，以及机体与外界环境（包括自然环境和社会环境）的平衡。健康意味着形体、精神心理与环境适应的完好状态。阴阳双方交感相错，对立制约，互根互用，相互转化，消长平衡，处在永恒的运动之中。因此，健康是一个动态的概念。亚健康的发生，是机体的"阴平阳秘"正常生理平衡被破坏，引起"阴阳失调、气血失调、脏腑功能失和"所致，发生的原因多见于先天不足、劳逸失度、起居失常、饮食不当、情志不遂、居处不慎、年老体衰等因素。

中医学在《黄帝内经》时代提出了"治未病"的预防思想。如《素问·四气调神大论》指出："圣人不治已病治未病，不治已乱治未乱……夫病已成而后药之，乱已成而后治之，譬犹渴而穿井，斗而铸锥，不亦晚乎？"因此，亚健康虽属现代新概念，但其理念早在古代就有体现。由于中医关于"病"的概念涵盖了现代医学的疾病和亚健康状态，所以中医"治未病"中的"病"不仅仅是指现代医学所言"病"的概念，其中包含了一部分不能达到西医疾病诊断的

"亚健康"状态。中医关于"治未病"的含义可以概括为以下几个方面：①未病养生、防病于先；②欲病救萌、防微杜渐；③已病早治、防其传变；④瘥后调摄、防其复发。虽然，中医学的"未病"不等同于西医学的亚健康，但是，可以应用中医学"治未病"的理论指导亚健康的中医药干预。

综合多数学者的意见，根据亚健康状态的临床表现，可以将亚健康状态分为以下几类：①以疲劳，或睡眠紊乱，或疼痛等躯体症状表现为主；②以郁郁寡欢或焦躁不安，或急躁易怒，或恐惧胆怯，或短期记忆力下降，或注意力不能集中等精神心理症状表现为主；③以人际交往频率减低，或人际关系紧张等社会适应能力下降表现为主。

上述3条中的任何一条持续发作3个月以上，并且经系统检查排除可能导致上述表现的疾病者，目前可分别被判断为处于躯体亚健康、心理亚健康、社会交往亚健康状态。临床上，上述三种亚健康表现常常相兼出现。

四、亚健康诊疗的行业现状与发展趋势

亚健康诊疗服务涵盖了综合功能健康评估、健康咨询、营养调理、运动指导、心理健康咨询、中医养生等多个领域。这些服务通过调节和增强身体器官系统的功能，帮助改善健康状况。随着人们对健康意识的提高和消费升级的趋势，在《"健康中国2030"规划纲要》的推动下，亚健康诊疗行业得到了政策支持，未来市场潜力巨大，数据显示，从2017—2021年，我国亚健康评估及干预服务市场行业总收益从30亿元增长至70亿元，年复合增长率达23.9%。2021年市场规模约为70亿元，同比增长22.8%。2022年市场规模为84亿元。2022—2025年期间市场规模呈线性增长，2022—2025年这三年的市场规模总收入约为334.5亿元。亚健康诊疗市场将迎来更广阔的发展空间，但行业仍处于发展初期，市场规范和标准尚不完善，面临技术门槛和专业人才短缺的问题。

第三节　亚健康的流行病学调查

据中国国际亚健康学术成果研讨会公布的数据：目前我国人口中15%属于健康，15%属于非健康，70%属于亚健康，亚健康人数近10亿。中国保健协会通过对国内16个省、直辖市辖区内百万人口以上的城市调查发现，平均亚健康发生率为64%，其中北京为75.31%，上海是73.49%，广东为73.41%，经济发达地区的亚健康发生率显著高于其他地区。社会需求是任何学科和产业发展的第一推动力，因此，近几年来越来越多的亚健康研究机构和相关服务机构应运而生，蓬勃发展。亚健康的流行特征及不同人群的亚健康发生因素和表现特征是亚健康研究的重要内容，对其进行研究也是进行人群亚健康预防及干预的基础，更是科学规划和搭建亚健康学科体系建设的关键保障。本节通过总结国内几组亚健康人群的区域调查结果，对亚健康流行病学特性做了概括，并阐述了不同人群的亚健康发生原因及表现特征。

一、亚健康的流行特点

21世纪是人们更加向往和追求健康的时代，在大健康理念下，人们的健康视角开始从被动地关注疾病逐渐转变为主动地关注健康，而亚健康状态作为疾病与健康的一种中间状态，具有向着疾病或健康状态双向转化的特点。随着亚健康研究的兴起与发展，近年来国内部分专家学者也开展了区域性、人群性亚健康流行病学调查，然而较规范、系统的有关亚健康流行病学的研究尚较少见，本节对国内若干项亚健康区域性调查结果进行了分析归纳，从以下几方面总结了亚健康的流行特点。

1. 亚健康发生率的区域性特征

所谓的亚健康状态，虽然无临床症状或症状感觉轻微，但已有潜在病理信息存在。在不同的地区和环境中，亚健康状态的表现形式也有鲜明特征。冯叶芳等通过基于SHMS V1.0量表的元分析对我国公务员群体亚健康状况进行调研，研究结果表明，天津市公务员亚健康状况优于城镇居民，且各项生理健康评分均高于其他区域，这可能是由于天津市作为国家直辖市，其社会经济与医疗卫生资源配置发展优于其他区域；新疆维吾尔自治区公务员的亚健康状况评分低于其他区域，这可能与当地民俗、地理、人文环境有关，新疆人长期食用含糖量较高食物，引起胰岛素分泌过量、新陈代谢紊乱，致使人体内环境失调，且受地理环境影响，冬季新鲜蔬菜较少，许多家庭食用腌制品，食盐摄入量过多，造成血压的收缩压、舒张压升高；广东省公务员亚健康状况比其他区域严重，可能原因是广东省经济发达，吸引众多优质人才，工作压力较大，职业上升空间较小，且忙于工作无暇与他人交流来缓解压力，致使心理评分较低等。辛怡等调查发现人口平均预期寿命和身体质量指数均呈现"东-中-西"下降的梯度格局，为降低居民健康的区域差异，针对东部和中部居民，我们应当强化健康教育和健康管理措施。而对于西部地区的居民，则应实施"精准教育扶贫"政策，通过提升教育质量来促进健康水平的提升。

2. 亚健康的年龄、性别特征

有部分研究显示，中青年人群的亚健康发生率大于其他人群，尤其是30～50岁之间的人群。如张素炎等对北方地区的研究表明，30～50岁是亚健康状态的高发年龄。中国保健学会国际传统医药保健研究会公布的数字显示，19～55岁的中青年人亚健康发生率最高，各省市此年龄段的平均亚健康发生率是80.21%。

文献中关于亚健康的性别特征研究结果不完全一致，一些研究结果显示，男性亚健康的发生率略高于女性，如魏烨等对河南省25个中小城市九类职业群体进行了问卷调查，在8240份有效问卷中，男性亚健康者2747人，占男性被调查人数的59.98%，女性亚健康者1833人，占女性被调查人数的40.02%。部分研究显示，男性与女性的亚健康发生率无明显差异。

3. 亚健康发生的职业现状及相关特点

张素炎等对北方地区的调查表明，教师、学生、医务工作者、编辑、工程师、技术员等从事脑力劳动较多的人员亚健康发生率明显高于其他人员。魏烨等对河南省25个中小城市进行了问卷调查，共调查了公务员、经理人员、私营业主、专业技术人员、企业职工、商业服务业员工、产业工人、大学生、高校教师等九类职业人群，共 8240 人。结果显示，高校教师亚健康发生率最高，经理人员群体和专业技术人员群体亚健康发生率分别列于第二和第三位，九类职业群体中，企业职员群体亚健康率发生最低，为 19.92%，其他 5 种职业群体亚健康发生率基本相似。

二、不同亚健康人群的表现特点及相关因素分析

亚健康状态的发生与多种因素有关，其中职业因素、个体的心理与生理因素、个人的行为生活方式具有不可忽视的作用。调查显示，我国亚健康好发人群年龄主要在 35～60 岁。中年知识分子和从事脑力劳动的白领人士、领导干部、企业家、影视明星是亚健康状态高发的人群。有敏感、内向、多疑性格特征的人出现亚健康的频率较高，且女性多于男性，尤以中老年为甚。同时调查显示，沿海城市明显高于内地城市。目前，国内外关于亚健康的影响因素的研究文献较多。其中，国内现有研究中大多按照人群、地区、亚健康不同维度等角度进行亚健康影响因素的分析。不同地区、年龄、性别、睡眠时间、回家频率、体育锻炼情况、社交情况、婚姻状况及工作时长也是城镇居民亚健康的影响因素。例如，陈政弘等研究结论认为，年龄、劳动强度、用药情况以及血液指标水平是城市老年前期居民亚健康状态的影响因素，并且男性城市老年前期居民的健康状况比女性差。Huang 等重点分析了心理亚健康在童年创伤和非致命性自杀行为之间的中介关系，认为对心理亚健康的及时干预可以减少童年创伤带来的非致命性自杀行为发生风险。

亚健康的影响因素可以分为两个方面，即个体因素和环境因素。个体因素包括个人特质、生活行为方式等，如文化程度、家庭结构和吸烟饮酒等；环境因素涉及较多，如工作学习环境和生活经历事件等。

1. 不同职业的亚健康发生率及相关因素分析

近些年，我国的一些研究者陆续开展了针对某一职业人群的亚健康调查，这些研究调查结果可为针对职业特征预防和干预亚健康提供依据。

（1）**教师**　研究表明，教师的亚健康发生率较高。研究者认为教师承担的多重角色所带来的心理冲突是造成教师心理亚健康状态的重要原因。如与其他劳动者相比，教师尤其是高校教师，他（她）们属于高知群体，往往比较孤立、封闭，遇到不愉快的事不善于与人沟通，会长时间不开心，这些心理问题导致了高校教师亚健康呈现高发状态。

（2）**学生**　研究表明，大学生、中学生的亚健康发生率较高，如贾文英等随机抽取武汉市 3 所大学一年级新生 220 人进行调查显示，亚健康发生率为 70.45%，女生亚健康发生率高于男生。其亚健康状态主要表现为精神方面和社会交际。导致青少年亚健康状态的主要因素包括学习压力大、缺乏身体锻炼、学习兴趣不高、在校表现不满意、父母身体欠佳等。概括来说，学生出现亚健康状态主要有社会因素、家庭因素、营养因素及一些其他因素，比如遗传基因的影响、免疫功能缺陷、宿舍卫生较差、体育锻炼不足、水源污染、空气污染、噪声污染和电磁波辐射等。

（3）**医务工作者**　医护人员长期工作在医疗前线，经常与病患打交道，受负面情绪影响较大，而且工作任务艰巨，值夜班和加班更是家常便饭。不仅如此，医护人员往往会低估自己所面临的健康问题，忽视一些适当的改善自身健康状况的处理方式，因而成了亚健康状态的高发群体。

（4）**公务员**　公务员作为负责管理国家经济、资源和社会秩序的公职人员，其职业性质具有难以预测的动态性和复杂性，容易出现职业压力大、生活不规律等现象，从而导致亚健康的发生率较高，并成为制约广大公务员实施行政能力的潜在影响因素。

（5）**军人**　军人的亚健康发生原因，可大致分为以下三种：一是职业与环境特殊性的影响，二是社会心理因素的影响，三是不良生活方式和行为习惯的影响。

（6）**其他人群**　亚健康相关研究文献中还有一些对机关干部和外来打工人员的亚健康发生率及相关因素的研究报道。从有关某一人群亚健康发生率及相关因素的研究文献来看，亚健康状态已经在很多职业人群中出现，而其发生因素也与生理状况、心理状况、社会、环境等诸多因素有关。在很多情况下，是诸多因素综合作用的结果，这种情况给亚健康的有效干预带来了一定的困难，也提示我们，身体与心理的综合调理是干预亚健康状态的有效方法。

2. 不同年龄的亚健康表现特点及相关因素分析

（1）**老年人**　随着年龄增长，老年人的生理机能逐渐衰退，应激能力、心理承受能力降低，社会角色的变化使他们在家庭和社会中的权威性减弱，退休后被排除在诸多经济和社会活动之外，加上观念差异，难以适应社会新事物，这些变化导致许多老年人出现烦躁、抑郁、焦虑等情绪，缺乏生活兴趣和满足感，进而产生一系列心理和生理问题，表现为孤独、自卑、失眠、易怒、情绪低落等精神心理症状，以及身体疼痛、疲劳等躯体症状。

导致老年人群出现亚健康状态的因素较为复杂。个人特质是其中一方面。行为方式方面，睡眠充足、早睡、经常锻炼、合理上网、吃早餐是保护因素，过量饮酒则是危险因素，且慢性病的高发生率影响对亚健康状态的判断与干预。人际网络层面，非在婚状态、重组或单亲家庭是危险因素，温馨大家庭结构、与子女关系良好、兴趣爱好广泛是保护因素。工作和生活条件层面，家庭收入高、居住环境好、有正式工作是保护因素，待业或失业、童年有心理创伤、近期经历生活应激事件是危险因素，社会支持不足等也会影响老年人的身心健康。宏观政策环境方面，受医疗政策影响较大者亚健康检出风险较高。提高老年人的健康素养，对他们关注自身健康、缓解生活压力十分有益。

（2）**青壮年人群**　根据调查发现，处于亚健康状态的人群年龄多在18～45岁之间，其中城市白领，尤其是女性占多数。这个年龄段的人因为面临高考升学、人际交往、商务应酬、企业经营、职位竞争等社会活动，长期处于紧张的环境压力中，如果不能科学地自我调适和自我保护，就容易进入亚健康状态。

与青壮年人群亚健康发生相关的因素有：①长期学习、工作紧张，导致疲劳，脑力、体力超负荷；②社会竞争激烈，思想压力重；③事业压力重，如参与各种考试（包括技术职称晋升考试、公务员考试等）；④家庭矛盾，如夫妻关系紧张、婆媳关系紧张、子女教育矛盾等。而这组亚健康人群以自觉疲劳困乏、失眠、体虚、易感冒、易脱发、记忆力及工作效率下降、情绪不稳等症状表现为主。

（3）**少年儿童**　少年儿童正面临着升学、就业等一系列问题，处于角色转换时期，心理上正面临着各种应激事件的刺激，承受着各方面的压力，且意志、品格、思想及观念等方面尚处于发展阶段，对于学业、工作乃至爱情方面的变故还没有良好的心理承受能力。故在应激事件的突然或长期刺激后，会出现焦虑、抑郁、恐惧等心理症状表现。

青少年自恃精力充沛，不在乎自己的身体及心理健康，喜欢追求自由自在的生活，容易形成一些不好的生活习惯，久而久之，对身体健康造成很大的影响；与人交流较少，且爱幻想，往往喜欢一些虚拟的不真实的生活（如沉迷网络），加之自我意识较强，故对社会的适应性相对较弱。所以，容易出现生理、心理、社会适应等方面的亚健康表现。

而一些未步入社会的中学生还承受着来自学校和家庭的压力，时常担心自己的功课和考试成绩能否满足家长和老师的要求，面临升学的压力，此外，来自家庭负面的影响（父母离异、经常性的争吵等），都造成了中学生亚健康状态的出现，如精神不振、情绪不稳定、烦躁、注意力不集中及压抑感等。此外，中学生正处于长身体的阶段，如果没有良好的营养和睡眠，会对其身体造成不良的影响。另外，家庭和社会不良因素的影响及缺乏正确的引导，还会导致中学生在世界观、人生观、价值取向上存在着不利于自己和社会发展的偏差等道德亚健康表现，如部分人会在公共场合大声喧哗、衣冠不整、行为随便等。

💡 知识链接

身体自测常识小妙招

——你属于亚健康人群吗？

"鞠躬"和心脏健康自测：测试之前先静坐5分钟。身体直立，上体微向前屈，然后慢慢还原，就好似一个简单的鞠躬姿势，用一定频率连续做20个，测定脉搏数，连续测试三次。将三次脉搏数相加，减200，再除以10，即得答案。如果答案是在12以上，建议立即就诊。

单脚站立和人体老化程度自测：我们可以利用单脚站立的方式来测试人体老化的程度。测试对象双手自然地下垂，然后紧贴大腿两侧，闭上眼睛，检测人员进行计时。根据其单脚独立稳定时间，来判断老化程度。站立时间越长，证明我们的老化程度越低。对于那些年轻而站立很短的人群，应该多加注意保养身体，保持心情的愉快。

屏气和肺部健康自测：我们可以通过屏气来测试肺部的健康。首先深吸一口气，然后将头埋进水里，屏住呼吸，再慢慢吐出，看持续的时间，持续时间越长越好。如果能够达到30秒以上，就证明肺很健康。

爬楼梯和体力自测：我们可以以5层楼为限，用爬楼梯来测试健康状态。如果不用借助扶手，能够一鼓作气爬到五楼，且没有明显的气喘现象，说明健康状态很不错。

腰臀和肥胖、心脑血管疾病自测：腰臀部是衡量肥胖的一个重要指标。我们在测量时放松站立，男性的腰围和臀围比例应小于0.8，而女性则应小于0.7。对于臀部较大的人群，应注意预防心脑血管疾病的发生，注意饮食和运动调理。

仰卧起坐和妇科疾病自测：科学正确地仰卧起坐不仅可以锻炼腹肌、去除赘肉，还能起到预防妇科疾病发生的作用。

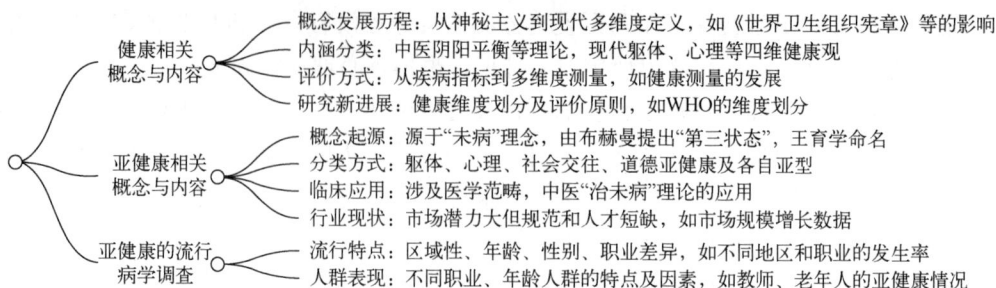

本章小结

健康相关概念与内容
- 概念发展历程：从神秘主义到现代多维度定义，如《世界卫生组织宪章》等的影响
- 内涵分类：中医阴阳平衡等理论，现代躯体、心理等四维健康观
- 评价方式：从疾病指标到多维度测量，如健康测量的发展
- 研究新进展：健康维度划分及评价原则，如WHO的维度划分

亚健康相关概念与内容
- 概念起源：源于"未病"理念，由布赫曼提出"第三状态"，王育学命名
- 分类方式：躯体、心理、社会交往、道德亚健康及各自亚型
- 临床应用：涉及医学范畴，中医"治未病"理论的应用
- 行业现状：市场潜力大但规范和人才短缺，如市场规模增长数据

亚健康的流行病学调查
- 流行特点：区域性、年龄、性别、职业差异，如不同地区和职业的发生率
- 人群表现：不同职业、年龄人群的特点及因素，如教师、老年人的亚健康情况

课后练习

1. 下列不属于心理亚健康症状表现的是（　　）。

A. 睡眠紊乱　　　　B. 焦躁不安　　　　C. 恐惧胆怯　　　　D. 短期记忆力下降

E. 注意力不集中

2. 健康管理的分类不包括（　　）。

A. 政府管理　　　　B. 社会管理　　　　C. 社区管理　　　　D.家庭管理

E. 单位管理

3. 中医在亚健康识别与诊断方面的优势为（　　）。

A. 四诊合参的诊查手段，有利于对亚健康状态的早期诊察

B. 中医体质学说与辨证理论有利于对亚健康状态的辨识与分类

C. 中医"三因制宜"思想为亚健康人群的个体化诊疗提供了基本原则

D. 中医整体观的思想为亚健康的辨识与干预提供了理论依据

E. 以上都是

4. 首次提出"亚健康"这一词汇的人是（　　）。

A. N.布赫曼　　　　B. 王颖　　　　C. 戴青梅　　　　D. 王育学

E. 贾文英

5. 关于亚健康的年龄特征，下列说法正确的是（　　）。

A. 老年人群亚健康发生率大于其他人群　　　　B. 19～55 岁的中青年人亚健康发生率最低

C. 30～50 岁是亚健康状态的高发年龄　　　　D. 儿童亚健康发生率最高

E. 各年龄段亚健康发生率无明显差异

6. 关于亚健康的性别特征，下列说法错误的是（　　）。

A. 部分研究显示男性亚健康的发生率略高于女性

B. 部分研究显示男性与女性的亚健康发生率无明显差异

C. 所有研究都表明男性亚健康发生率高于女性

D. 魏烨等的研究中男性亚健康者占比高于女性

E. 性别特征研究结果不完全一致

第二章

未病学与亚健康

学习目标

▶ **知识目标**

1. 掌握未病学针对亚健康状态的干预原理以及具体的亚健康治疗方法。
2. 掌握未病学思想在亚健康干预中的意义、原理及具体治疗方法。
3. 熟悉古代中医"未病"思想的内涵，包括概念起源、不同阶段的含义。
4. 了解未病学对于亚健康研究的意义及现代未病学的研究目标和发展方向。

▶ **能力目标**

1. 学会运用未病学理论，从中医整体观出发，分析亚健康状态的病因病机。
2. 能根据"三早"原则、综合思维等原理，制定个性化的亚健康干预方案。
3. 能利用未病先防和欲病救萌的具体措施，对常见慢病高危人群进行有效干预。

▶ **素质目标**

1. 树立主动预防疾病的意识，养成健康的生活方式和行为习惯。
2. 增强对中医传统文化的认同感，弘扬"治未病"的理念。
3. 培养关注公共健康的责任感，积极传播未病学知识，促进社会健康水平提升。

第一节　未病学的概念及范畴

一、古代中医治"未病"的思想

1. "未病"概念的提出

"未病"一词最早载于《黄帝内经》。《素问·刺热》指出："肝热病者，左颊先赤，心热病者，颜先赤……病虽未发，见赤色者刺之，名曰治未病。"以面色改变为例言简意赅地提示，病情初发，就要"治未病"，以免延误病情，失去最佳治疗时机。这里的未病是指病发之初，病情轻浅，症状轻微，易于被忽视。

《黄帝内经》作为中国现存最早的医学典籍之一，在最早提出未病概念的同时，对其含义已经认识颇深，从没有疾病时的养生保健，到疾病萌芽阶段的早期诊断与治疗，再到发生疾病时的治疗原则，以及对疾病瘥后的调摄，预防复发的方法，均作了系统的论述和讲解。如书中用"圣人""上工"来比喻具有高度修养的医学理论家和临床家，反复论证"治未病"的重要性。《素问·上古天真论》写道"圣人之教下也，皆谓之虚邪贼风，避之有时"，《素问·八正神明论》中写道"上工救其萌芽……下工救其已成""上工刺其未生者也，其次，刺其未盛者也"等，体现善治未病的医生是高明的医生。这种医学思想，一直指导着中医的临床实践，并逐渐被世人认可。

2. "未病"的含义

继《黄帝内经》之后历代医家在临床实践过程中，进一步认识到"治未病"的重要意义，丰富了对"未病"的认识，认为"未病"是指人体处于无疾病状态、有疾病的先兆或小病（疾）状态、未发生传变或已病的早期状态和疾病初愈未复发状态。

（1）**无疾病状态**　无疾病是对"未病"最直观的理解，从《黄帝内经》开始人们就注意到无疾病时"治未病"的重要意义。现阶段没有疾病并不意味着以后也没有疾病，只有通过养生保健，如顺应四时、调畅情志、起居有常、饮食有节等才能保持这种状态，此谓"治未病"。

（2）**有疾病的先兆或小病（疾）状态**　陆懋修在《世补斋医书》中提出："古时疾、病有别，初之疾，甚为病。治未病乃已疾之后，未病之先，即当早为之药也。"此处"未病"指小疾。中国古代"疾"与"病"含义不同，《说文解字》中谈到："疾，析言之，则病为疾加，浑言之，疾亦病也。"指出"疾"是指不易觉察的小病，"病"则是有明显表现的、程度较重的病变。这种患疾的状态，在中医学中称"疾""未病""小病"。明朝袁班辑《证治心传·证治总纲》中也谈到："欲求最上之道，莫妙于治其未病。大凡疾病虽发于一朝，已实酿于多日，若于未发之先必呈于形色，遇明眼人预为治疗，可期消息于未萌也。"指出疾病的发生非一朝一夕所成，在酝酿阶段必先有形色的改变，此时高明的医生可以及时给予治疗，消灭疾病于萌芽状态，并认为此乃未病。

（3）**未发生传变或已病的早期状态**　战国时期著作《难经》曰："所谓治未病者，见肝之病，则知肝当传之与脾，故先实其脾气，无令得受肝之邪，故曰治未病焉。"肝病易导致脾病，中医谓之"肝木乘脾土"。在肝病存在而脾脏处于无病状态时，用健脾之法，即培土抑木，健脾疏肝，以防止发生脾病致肝脾同病而加重病情。现代医学也证实，疾病发生后，若不给予及时治疗，常会引起机体其他脏腑功能发生病理性改变而造成更大的危害。故在未传变阶段，若能辨明病因，把握疾病发展的大势，采取相应的治疗措施，顺应并诱导机体正气的功能，即可防止疾病由一个部位向另一个部位传变，侵犯未病的部位。

（4）**疾病初愈未复发状态**　疾病初愈，正气尚虚，邪气留恋，机体功能尚未完全恢复。此时，若不注意调摄，可能会使病情复发，甚至加重而危及生命。故疾病初愈未复发状态属于中医"未病"阶段，应给予适当的善后调治，避免影响机体健康的诱因。

📖 知识链接

古代中医与治"未病"

扁鹊曾多次为蔡桓公诊断病情。有一次，扁鹊发现蔡桓公的病在肌肤之间，若及时治疗，可轻松治愈，但蔡桓公不悦，认为自己无病。十天后，扁鹊再次诊断，发现病已入血脉，但仍可治愈，蔡桓公听后更加不悦。又过十天，扁鹊告诉蔡桓公病已入肠胃，蔡桓公仍不以为意。最后，扁鹊发现蔡桓公的病已入骨髓，无药可救，便不再劝说。不久，蔡桓公病重而亡。这个故事强调了"治未病"的重要性，告诫人们要重视疾病的早期预防和治疗，不要等到病情严重时才后悔莫及。

在当代社会，由于繁忙的生活节奏与多样的生活方式，人们很容易忽视疾病预防的重要性。"是故治未病者，多忽。而已病者，始求诸医。医虽良，其如病成何，膏肓之谕，惜也。"

二、未病学的现代研究

1. 未病学的研究内容与目标

未病学研究的核心范畴在于运用多种手段识别不同未病态的具体表现，并针对性地采取"治未病"的干预措施。根据未病态的发展阶段，可将其系统划分为四种主要类型：健康未病态、潜病未病态、欲病未病态和传变未病态。其中，健康未病态代表机体处于最佳平衡状态，而后三种未病态则呈现渐进式的病理发展过程。未病学的研究重点就在于通过早期识别潜病、欲病等亚健康状态的特征表现，及时采取干预措施，促使机体从异常未病态恢复至健康未病态，从而实现对疾病的早期防控。

（1）健康未病态是未病学研究的出发点和最终目标　未病学的研究首先应该从健康未病态开始，只有了解人体正常功能状态，才能在人体出现其他三种未病态时敏锐发现并使其恢复到健康未病态，故研究健康未病态是未病学研究的出发点和最终目标。

中医不仅借助望、闻、问、切四诊方法等对人体正常功能状态进行研究，而且对如何保持这种状态也进行了多方面的研究，包括丰富的摄生防病理论，以及诸如气功、导引、按摩、药膳、药茶、药浴、房室养生、饮食起居、精神摄生等许多行之有效的健身养生方法。通过对以上诸多方法的深入研究，结合个体差异，找出最恰当的个体化摄生方法，是本阶段未病学研究的主要内容。

现代社会，心血管疾病、肿瘤、免疫性疾病、代谢性疾病等对人类健康的威胁渐趋严重，西医预防医学被动防御不能解决此类疾病，卫生防御的重点应该转为主动出击。这与未病学的研究相一致。

（2）潜病未病态是未病学研究的核心内容　潜病未病态是机体由健康到疾病的必经之路，及早发现潜病未病态可以及时给予干预，使机体不脱离健康轨道，也无正气损害。故潜病未病态是未病学研究的主要方向之一。

对潜病未病态的研究首先从识别潜在的病理信息入手，但识别潜在的病理信息并非易事。中医传统的脏腑、经络、气血、营卫等理论能识别人的体质及易患哪种类型疾病，如素体阳亢之人易患热性病，素体阳虚之人易患寒性病等，并可以通过调整阴阳偏胜来避免疾病发生。同时，借助现代化技术手段可使潜病未病态的隐匿性逐渐暴露，如体液微观筛查、功能影像技术、机体免疫信息检测技术、基本体质状况测评技术、AI 算法等可以发现潜在病理信息。根据发现的病理信息，找到最佳消除方法。

（3）欲病未病态是未病学研究的重点　对于已经有先兆或小疾的欲病未病态，由于预防思想在群众中有一定基础，更容易被多数人认可和配合，所以欲病未病态是未病学目前研究的重点部分。欲病未病态的研究目前在国际上已经成为一个非常受欢迎的研究领域。

（4）传变未病态是未病学研究的关键　传变未病态是未病学研究中尤为关键的阶段，指疾病已经形成但尚未发生传变或加重的过渡状态。这一阶段具有重要的临床意义，若未能及时干预，疾病的传变可能使基础病情"雪上加霜"，成为影响疾病预后、恶化风险及后遗症发生的关键转折点。因此，深入探究传变未病态的生物学特征、演变规律及阻断策略，是当前未病学研究的重中之重。对于一部分传变未病态，中西医均将其列入临床疾病防治范围，如西医所称的并发症、继发病，中医所称的并病、合病。如何才能在疾病传变之前作出正确判断，是传变未病态研究中的一个重要内容。

我国现有高血压患者已超过 3 亿人，每年新增 300 万人。现有脑卒中患者 1300 余万人，每年新发病 300 万人，死亡人数超 150 万人，其中 70% 的人有高血压病史；冠心病患者约 1130 万人，60% 有高血压病史。尤其高血压的发病年龄下降，30 岁以下人群患病率越来越高。大部分疾病的发生都是渐进的，对于高血压这类慢性疾病，不仅要保证本病的治疗与保健，还应预防可能累及或传变的未病脏器。

2. 未病学的发展方向

随着现代医学模式从"疾病治疗"向"健康维护与疾病预防"的根本性转变，未病学研究已成为顺应时代发展和满足人民健康需求的必然选择。这一学科的发展深刻体现了医学理念的进步：从被动治疗转向主动健康管理，从疾病干预转向风险防控。未来，未病学将引领医学发展方向，通过系统性的健康促进和疾病预防策略，推动实现"人人享有健康"的终极目标，最终迈向"无医世界"的理想健康境界。

（1）促进预防医学的发展 世界卫生组织（WHO）早在 1981 年就前瞻性地提出"2000 年人人享有卫生保健"的全球战略，其核心理念并非追求完全消除疾病，而是倡导"通过更有效的预防手段减少可避免的疾病发生"。1988 年 WHO 进一步指出：发展中国家和发达国家的疾病谱虽各有特点，但都可通过针对性的预防措施得到控制。这一观点深刻揭示了预防医学在健康维护中的关键作用。20 世纪末，诺贝尔奖得主们在巴黎宣言中达成共识：21 世纪人类健康需要借鉴东方智慧，特别是源自 2500 年前的中医"治未病"思想。这一预见在 2000 年亚特兰大心脏病学术会议上得到印证，当美国学者提出"良医防病"的创新观点时，人们发现这与中医"上工治未病"的理念不谋而合。

传统预防医学主要关注已病阶段的病因防控，而对"健康-疾病"连续谱中的过渡状态研究不足。未病学的兴起正好填补了这一空白，其独特的理论体系和研究方法为现代预防医学注入了新的活力。通过系统研究健康未病态、潜病未病态、欲病未病态和传变未病态等不同阶段，未病学构建了完整的疾病预防新范式，使预防医学真正实现了从"疾病预防"到"健康促进"的跨越式发展。

（2）实现"无医世界" 健康应是人类生存的常态，而非疾病与之共存。医学的最高使命，正是在机体偏离健康轨道之初，处于未病阶段时，就及时干预纠正。世界卫生组织已将"未来健康获取方式"列为重大研究课题，其核心要义正是"未病先防"。通过精准识别健康风险，在疾病萌芽前实施干预，我们有望实现持久的健康状态。这种以"治未病"为核心的医学新模式，正在为人类描绘一个崭新的健康图景：在那里，预防取代治疗，健康管理替代疾病救治，最终通向"无医世界"的理想境界。

第二节 未病学思想指导下的亚健康干预

未病学是在长期临床医疗实践基础上，迎合时代发展的需要而产生的。它有丰富的"治未病"理论与实践经验，它植根于中医学，其理论包括天人相应理论、阴阳平衡理论、形神合一理论、藏象五志理论、七情理论、三因理论、体质类型理论等，并创用了数以万计的方药，是干预亚健康状态的理论和实践宝库，故在亚健康干预实践过程中会起到很好的指导作用。

一、未病学对于亚健康研究的意义

未病学对于亚健康的研究与干预具有指导作用，主要体现在理论指导和实践指导作用两方面。

（1）**理论指导作用** 未病学以中医理论为指导，理论丰富，"上工治未病"思想已经被广泛接受，"天人相应""形神合一"等均是中医学从整体观出发而建立的独特理论。亚健康的理论基础也是从整体出发，注重生理、心理、社会、环境在亚健康形成中的作用。对于临床常见的亚健康状态，用现代手段无法解释，用中医辨证思维可以发现其病因病机，并以中医"治未病"的原则进行辨证论治。"阴阳五行"学说可解释人、社会、环境之间的关系，符合现代"生物-心理-社会"医学模式观点。在中医辨证施治中重视情志、环境、生活习惯等因素在疾病发生、发展、预后方面所起的作用，这种强调人是一个整体、注重精神调养的整体治疗模式对亚健康的研究和干预起到了很好的理论指导作用。

例如，亚健康状态常见精神不振、周身不适、工作和学习效率低下、烦躁不安、抑郁易怒等情感变化，微观检测可能无异常。未病学则可借助望、闻、问、切，以司外揣内、取类比象等传统方法对偏离健康的信息进行搜集与分析，判断出肝气郁结或气机郁滞等病机变化，再以中药、针灸、推拿、导引等方法治疗，以恢复常态，即达到阴平阳秘。

（2）**实践指导作用** 健康未病态、潜病未病态、欲病未病态和传变未病态的辨识是以中医诊法与辨证理论为基础的，借助未病学的一些思想和中医辨证的方法，对亚健康状态作出判断，指导临床干预。在干预方法上，未病学的"治未病"与西医学的治病有本质的差异，中医除了治疗器质性病变，对功能性、心因性病变的治疗干预也有独到之处，而亚健康多处于有或即将有功能性和心因性改变，故用"治未病"的方法可以起到很好的效果。

中医有"寒者热之，热者寒之""虚则补之，实则泻之"及"因时因人因地制宜"等的治疗干预法则；方药上有理气活血、滋阴温阳等，并针对不同反应状态，建立起相应的方药理论，以调整阴阳、扶正祛邪等思想为指导，运用综合调理的方法，消除异常、失调的病理状态，使之恢复正常的协调的生理状态。干预亚健康状态包括两层含义：一是从健康到亚健康的预防，二是从亚健康到疾病的预防，此即所谓"未病先防，欲病救萌，防微杜渐"的治未病思想。例如，素体虚弱易于感冒、慢性咽部不适、情绪低落等，难以明确其临床病理意义，可在中医辨证施治理论的指导下加以调理和保养，临床可起到很好的干预作用。

二、未病学针对亚健康状态的干预原理

1．"三早"原则

即早发现、早诊断、早治疗。结合临床实践经验，运用现代先进、可靠的检测分析技术，早期发现和诊断，再运用中医传统宏观辨证思维与临床实践经验，进行辨证论治，尽早消灭

疾病于萌芽期。

2. 综合思维分析原理

传统中医多以直观、宏观整体、合理推测、横向对比的方法，对机体进行早期诊治，并强调形象思维。而西医的各种现代技术检查和实验观察，多能清晰、准确、具体地确认机体微观变化，重视局部解剖，运用病理生理、病原微生物、生化微观方法，并以纵向分析为主，强调逻辑思维。只有中医与西医思维并重，整体与局部、宏观与微观、横向与纵向、形象与逻辑思维分析相联合，才能更好地进行亚健康状态干预。

3. 辨证论治分析原理

辨证论治作为中医的特色和精髓，始终指导着临床实践的发展与创新。传统中医通过八纲、藏象、三焦、营卫气血、经络等辨证体系，构建了完整的宏观辨证理论框架。在亚健康状态的干预中，虽然现代医学难以确诊疾病，但中医却能根据气血阴阳的失衡变化，给出精准的证候诊断并进行整体调理。随着现代科技进步，辨证论治正经历着深刻变革：一方面，基于生命时辰节律的择时论治理论不断完善；另一方面，生物医学、物理化学、数学建模等现代技术手段的引入，推动了微观辨证的发展，有效弥补了宏观辨证的局限性。这种宏观与微观相结合的辨证新模式，不仅拓展了中医理论的深度，更显著提升了未病学在亚健康状态干预中的精准性和有效性，为"治未病"理念的实践提供了更科学的理论基础和技术支撑。

4. 天人相应与内环境稳定原理

中西医均强调健康需要人体内外环境的稳定。外环境即天体、天气、水源、食物等自然界的一切物质，内环境包括人体内的脏腑、四肢百骸及生理功能活动状态等。中医天人相应的原则可以追溯到《周易》，在《周易·乾卦》中云："夫'大人'者，与天地合其德，与日月合其明，与四时合其序，与鬼神合其吉凶。先天而天弗违，后天而奉天时。"提出了长寿之人必是适应天地日月四时变化的人。在后世得到进一步的发挥，如《中藏经·生成论第三》曰："天地有阴阳五行，人有血脉五脏……从之则吉，逆之则凶。"认为自然界四时气候变化必然影响人体，使之发生相应的生理和病理反应。这种观点逐渐被全世界所公认，"保护环境，爱护自然，和平共处"，已经超越国界。故只有人体内外环境保持平衡与协调，才能保障健康。

三、基于未病学思想指导下的亚健康治疗

随着"防重于治"这种理念越来越受到重视，医学理论和临床工作的重心逐渐由重病人向轻病人和初发病人转移，重大疑难疾病已经转向预防，这在无形之中贴近了中医重要原则，即"不治已病治未病""防患于未然"。重视在发病源头上下功夫，控制危险因素，已成为研究热点。从疾病的演变过程来看，"治未病"其内容包括防治病前身体和心理方面的未病，也包括防治病中、病后的身心变化。研究表明，现在临床疾病中占前几位的，如心脑血管疾病，呼吸系统、消化系统疾病，代谢性疾病以及某些肿瘤等都有一较为缓慢而渐进的发展，这一阶段可以理解为亚健康状态，即潜病未病态和欲病未病态。这一时期为人们采取针对性的防范

措施预留了一定的操作空间。借助现代诊查手段，有充分的可能在临床出现明显症状（已病态）之前，便做出针对性的防范。

由于影响健康和导致疾病的因素是多种多样的，按照治未病的基本原则，干预也必须从多方面展开，它不仅包括环境、食品、药品、工业卫生等的监督，同时还要注重心理、情绪、精神面貌、品德的调整、改善和培养。俗话说：千里长堤毁于蝼蚁之穴。任何不利于健康的因素，在放任自流若干时间之后，都可能成为致命的诱因引发疾病。因此，最好的办法就是控制其发病，其中最关键的是诊断亚健康，干预亚健康。在干预亚健康的文献中，几乎无不提到"未病"和"治未病"，对亚健康状态的"治未病"原则有未病先防和欲病救萌。

（一）未病先防

未病先防即未病养生，防病于先。其内容包括祛除影响健康的因素和主动养生锻炼。

1. 适应环境，改善环境

中医认为，环境包括自然环境和社会环境。中医创立的天人相应理论，认为人生活在天地之间，六合之中，自然环境之内，是整个物质世界的一部分，所以当自然环境发生变化时，人体也会发生与之相应的变化。故《灵枢·邪客》说："人与天地相应也。"同时，人又是社会整体中的一部分，社会的变化必然对人体产生影响，当然，人又会反过来影响社会。故人要顺应自然规律，养成良好的生活习惯。《素问·四气调神大论》曰："日出而作，日入而息。""春夏养阳，秋冬养阴。"另外，还有致病邪气的入侵，有的病邪暴戾性强，侵入人体后对机体气血津液的耗伤极重，故在短时间内易发生危重传变；有的病邪致病力不强，对人体正常生理功能影响较弱，因而不易发生传变。现代医学也认为，人体在生活环境中，无时不在经受各种病原微生物的侵袭，同时机体内部也在发生免疫力或强或弱、组织器官功能或亢进或低下的变化。所以，这是机体经常处于亚健康状态的原因。

自然环境与人的健康息息相关，早在春秋时期的《左传》就云"土厚水深，居之不疾"，注意到良好的自然环境可以防病；《周易·井·初六》曰"井泥不食"。百姓用汲水之井，若淤泥混浊，易致肠胃疾病，影响人体健康，故不能饮用。近年来，研究者对这一重要理论从理论上、实验研究及临床验证等方面入手，阐释了其在生理、病理、诊断、治疗及养生保健方面的机制。杨哲如等从某些生理指标探讨人体昼夜的阴阳变化，测出体温、呼吸、脉搏、血压、能量代谢、甲皱血流速度、甲皱皮肤温度、心电图均有昼夜变化的节律。人与天地相应，不是消极的，被动的，而是积极的，主动的。人类不仅能主动地适应自然环境，而且能改造自然环境，以有利于人体的生存和健康。例如宋代陈直的《寿亲养老新书》说："栖息之室，必常洁雅，夏则虚敞，冬则温密。"宋代周守忠《养生类纂》说："积水沉之可生病，沟渠通浚，屋宇清洁无秽气，不生瘟疫病。"都是中医强调主动适应环境、改造环境、避免疾病发生的论述。

人是社会的组成部分，人能影响社会，社会的变动对人也会产生影响。社会环境对人体健康的影响主要有四：①社会进步带来的不利影响。社会的进步无疑对人类的健康带来不少好处，同时也带来一些不利因素，例如，机动车辆带来噪声；工业发展带来水、土壤和大气污染；过度紧张的生活节奏带来精神焦虑、头痛、头晕等。经过研究，若用中医补肾、气功、太极拳等方法，可以增强抗噪声能力，使精神和肌肉得到放松。②社会的治和乱。社会安定，人的生活规律，抵抗力强，得病较少，寿命较长；社会混乱，生活不规律，抵抗力下降，各种疾病易发生，死亡率高。③个人社会地位的改变。个人的社会地位改变，势必带来物质和精神生活的变化，也会影响健康。中医历来重视这方面，如《素问·疏五过论》说："凡未诊病者，必问尝贵后贱，虽不中邪，病从内生，名曰脱营。尝富后贫，名曰失精，五气留连，病有所并。"所以古人主张不要把贫富、贵贱看得太重而影响健康。④社会形态的改变。社会形态是由历史上一定的生产力、生产关系、上层建筑等全部社会要素组成的统一完整的社会体系，是按照本身特有的规律运动、变化、发展着的活的社会机体。社会形态的改变产生不同的社会制度，社会制度又影响着社会医疗保健体系。不同的社会医疗保健体系对健康带来不同的影响。

2. 增强意识，积极行动

（1）优生优育，增强先天禀赋　我们的祖先很早就认识到，要健康必须从优生优育做起。《黄帝内经》中关于优生优育的论述极为丰富，认为生和育分别是两个复杂的生理、心理过程，各自又包含着许多环节，任何环节不注意保健，都不利于生育健壮的儿童。

关于优生，《黄帝内经》认为父母合精是形成人体的先决条件，因此优生的首要基础环节是婚姻。《周礼》载有"礼不娶同姓"，《礼记》有"五不娶"之说，大大减少了人类遗传病的发生率，提高了民族素质。历代古医书中有不少关于同家族婚育不利于儿童、病妇（夫）婚育（主要指患有烈性传染病者婚育）给后代造成痛苦的记述。我们民族几千年来提倡无血缘关系的婚姻，是有科学依据的；我国政府规定婚前做必要的体检和禁止某些烈性传染病患者生育是符合科学和人道的。目前，关于优生的研究和报道更加深入，包括孕前检查，产前诊断，孕期饮食、运动、环境等都有专门论述。如基因诊断及基因治疗的蓬勃发展，使关于遗传病的一级预测由"不治之症"变为可治之症，由"可望而不可即"变为现实。

（2）改善不良生活方式，加强后天调摄　中医强调人体正气（抗病能力）取决于先天禀赋和后天调养。先天不足者可通过后天调理增强体质，而先天强健者若忽视调养也会削弱正气。现代研究表明，不良生活方式已成为威胁健康的首要因素，占总致病因素的50%～60%，远高于环境（20%～25%）、遗传（15%～20%）和医疗（10%～15%）等因素的影响。由此可见，不良生活方式已成为致病、致残和致死的主要原因。

不良生活方式主要包括食物的摄取与消耗失衡、动物脂肪摄入过度、生活不规律（工作、学习、劳动、运动、休息、睡眠等不科学）、吸烟、饮酒等。急性传染性疾病和不良生活方式有关，例如，肺结核与随地吐痰等不良习惯有关；急性消化道传染病（如急性甲型肝炎、急性痢疾、肠伤寒等）与不良饮食习惯有关。多种慢性非传染性疾病与不良生活方式也关系密切。慢性非传染性疾病（简称慢病）主要包括：恶性肿瘤、心脑血管病、心脏病、高血压、糖尿病、精神病等一系列不能传染且长期不能自愈的疾病。比如高盐饮食（$\geqslant 12g/d$）人群高血压患病率显著增高；吸烟使心脑血管疾病风险增加2～3倍，死亡率上升5～6倍；肥胖是糖尿病的重要危险因素。因此应改变不良生活方式，做到：①合理膳食，遵循"五谷为养，五果为助"的传统饮食原则；②适度运动，保持正常体重；③戒烟限酒，男性每日酒精摄入不超过25g，女性不超过15g；④规律作息，保证充足睡眠。

世界卫生组织指出，健康生活方式可预防 55% 的高血压、75% 的脑卒中、50% 的糖尿病和 33% 的恶性肿瘤。相比高昂的医疗投入，生活方式干预能以更低成本获得更好的健康效益，这正是"治未病"理念的现代价值所在。

3. 调畅情绪

调畅情志，淡泊名利，保持心情愉快。《素问·上古天真论》云："夫上古圣人之教下也，皆谓之虚邪贼风，避之有时，恬淡虚无，真气从之，精神内守，病安从来？是以志闲而少欲，心安而不惧，形劳而不倦，气从以顺，各从其欲，皆得所愿。""美其食，任其服，乐其俗。"阐述了上古之人质朴无邪的天性，采取多种养生措施，从而得到长寿的道理。现代研究表明，当情绪激动时通过中枢激发的交感应激反应，以许多相同的方式表现在心脑血管系统中，使得心跳加快、血压升高、耗氧增加等。心理因素及情绪刺激可诱发冠状动脉痉挛（CAS）及血液流变学变化，引起或加重心肌缺血。CAS 不仅可诱发变异型心绞痛，也是典型心绞痛、急性心肌梗死、严重心律失常和猝死的重要原因。精神因素对癌症的影响至关重要，国内外医学界均取得一致认识。七情太过或不及都可导致气血紊乱，使抗病能力降低，癌症发生机会增大，因此，保持心情愉快，气血通畅，机体内环境平衡稳定，中枢神经系统功能健旺，脏腑协调，免疫功能上升，适应外环境变化之能力随之增加，从而达到未病先防的目的，尤其适合于心理性亚健康。

4. 药物干预

古代就有用药物干预预防疾病的例子，如《素问遗篇·刺法论》中就有用药物预防疫病的记载，我国民间端午节燃烧艾叶、苍术、白芷等熏居室以辟秽防病等。现代社会，随着医学的发展，药物预防疾病发展迅速。例如，各种防疫手段在传染病预防中的应用，运用雌激素、二磷酸盐类、降钙素（CT）、维生素 D 及其衍生物等预防骨质疏松症，对提高老年人生活质量，起到了很好的作用。

（二）欲病救萌

欲病救萌是未病学中欲病未病态的"治未病"原则，欲病未病态也属于亚健康的范畴，故在亚健康的干预实践中也起到很好的理论指导作用。欲病救萌就是防微杜渐，治病于初始。处于欲病未病态的亚健康状态更接近于疾病，其影响因素更多、更复杂，其干预也更接近临床。《素问·八正神明论》说："上工救其萌芽，必先见三部九候之气尽调不败而救之，故曰上工。下工救其已成，救其已败。"技术高明的医生，在疾病初起，三部九候之脉气调和而未败之时，就给以早期救治，所以称为"上工"。"下工"临证，他们不懂得三部九候的相得相失，要等疾病已经形成，甚至于恶化阶段，才进行治疗。并指出将疾病消灭在萌芽状态的关键是懂得病脉游行出入之所。对于病情轻浅阶段，应当仔细检查，及早治疗，如此才能使之尽快恢复健康。

1. 继续遵循未病先防的相应方法达到欲病救萌

未病先防的诸多措施，在欲病未病态时也可得到很好的应用，各种手段不但可以防病，而且可以治疗疾病。

2. 有针对性的干预措施

（1）各种慢病高危人群的干预 随着公共卫生水平提升，疾病谱已发生显著转变，慢性非传染性疾病已成为威胁人类健康的主要挑战。世界卫生组织数据显示，慢性非传染性疾病造成的疾病负担已接近全球总疾病负担的 50%，其防控成效直接影响社会经济发展。这类疾病的主要行为危险因素包括吸烟、酗酒、不良饮食、肥胖及代谢异常等。值得关注的是，当机体出现血压、血糖、血脂等指标异常但未达疾病诊断标准时，即处于未病学所称的"欲病未病态"。对这一亚健康人群的精准干预，正体现了"欲病救萌"的防治原则。现代医学技术为这一古老理念提供了新的实践路径：通过早期识别和靶向干预，将疾病防控关口前移至亚健康阶段。以 2 型糖尿病、高血压等常见慢病为例：针对血糖/血压偏高但未达诊断标准的个体，实施生活方式干预和风险管控，不仅能有效阻断疾病进展，更完美诠释了"治未病"的现代价值。这种防治策略的转变，标志着医学模式从"疾病治疗"向"健康管理"的根本性演进。

2 型糖尿病的发生可分为许多阶段，随着胰岛 β 细胞功能的逐渐下降，当下降 50% 左右时即发生糖尿病。从发生胰岛 β 细胞功能下降到发病之前，均为 2 型糖尿病的亚健康阶段，这个阶段要经历几年甚至几十年，当发展到血糖升高未达到 2 型糖尿病诊断标准时称为糖耐量减低（IGT），已经达到未病学的欲病未病态，IGT 者糖尿病发病率明显高于正常糖耐量者，其 5～10 年发病率为 25%～48%。中国大庆一项 6 年前瞻性研究表明，生活方式干预可减少 IGT 患者糖尿病发病率 30%～50%，故生活干预可以有效改善血糖升高的亚健康状态。同时，研究者发现以减轻胰岛素抵抗或减轻 β 细胞负荷为目标的干预措施（包括饮食、增加体力活动及应用二甲双胍、格列酮类和 α-糖苷酶抑制剂等）在不同程度上显示了预防糖尿病的作用。药物干预的效果在很大程度上受到年龄和肥胖程度的影响，二甲双胍对年轻肥胖者更有效，大庆研究中年龄 25～44 岁、45～59 岁和 ≥60 岁组糖尿病的发病率分别下降 44%、31%、11%；体重指数（BMI）为 22～30kg/m²、30～35kg/m² 和 ≥35kg/m² 组糖尿病的发病率分别下降 3%、16%、53%。生活方式干预在严重肥胖者中的效果略逊于二甲双胍，但在 BMI<35kg/m² 或在年龄大于 44 岁组远好于二甲双胍。

国内研究确定高血压发病有三个危险因素，一是体重超重，二是膳食高盐，三是中度以上饮酒。还有其他危险因素如年龄、性别、吸烟、血脂异常、超重与肥胖、易激动、缺少体力活动、糖尿病和胰岛素抵抗、微量白蛋白尿（或肾小球滤过率<60mL/min）、早发心血管疾病家族史等。出现以上某些危险因素，即使没有高血压或出现轻微血压升高，也应该采取措施，消除危险因素，防止高血压发生。近年来，医学工作者发现，高血压在形成临床高血压之前，存在着很长时间的无症状期，表现为静息状态下血压正常，在一定的运动负荷量下，血压值超出正常人反应性增高的生理范围，即运动性高血压。运动性高血压可以看作高血压的亚健康状态，Wilson 等对 3820 人进行了为期 32 个月的随访性研究，排除各种干扰因素后的统计显示，单纯运动性高血压组高血压发病率为 21%，是正常组（4%）的 2～3 倍。故运动性高血压与传统的高血压危险因素一样，也是一种独立的危险因素。对于存在高血压危险因素的人群，尤其是运动性高血压个体，应制定针对性的干预措施。在运动方面，建议每周进行至少150 分钟的中等强度有氧运动，如快走、慢跑、游泳等，也可适当搭配力量训练，以增强心肺功能和肌肉力量，提高身体对运动负荷的适应能力，降低运动时血压过度升高的风险。同时，

要避免过度劳累和剧烈运动，运动前后做好充分的热身和放松活动。在饮食上，严格遵循低盐饮食原则，每日食盐摄入量控制在5g以下，减少腌制食品、加工肉类等高盐食物的摄入；增加钾的摄入，多食用新鲜蔬菜、水果、豆类等富含钾的食物，有助于促进钠的排出，稳定血压。此外，要坚决戒酒，对于有吸烟习惯的人，应制定戒烟计划，逐步减少吸烟量直至完全戒烟，减少烟草中有害物质对血管内皮的损伤。在心理调节方面，学会运用冥想、深呼吸、瑜伽等放松技巧，缓解压力和焦虑情绪，保持心态平和，因为长期的精神紧张会导致交感神经兴奋，促使血压升高。

体重超重也是一种亚健康状态，虽然未达到肥胖症的诊断，但超重增加了多种疾病的危险性。国际公认以体重指数（BMI）来衡量，认为$24kg/m^2 \leq BMI < 28kg/m^2$为超重，另外超重与否还要考虑腰围（WC）、腰臀比（WHR）。王文绢等研究认为，BMI、WC、WHR是高血压、高血糖的重要预测因子，三者的相对重要性为BMI>WC>WHR。近期的进一步研究又证实，腰围增加是独立的心血管疾病死亡危险因子，其预测价值甚至大于体重指数。霍琳对367例中青年在体重指数达24～27.9时进行体检，相关生化指标血尿酸、总胆固醇、甘油三酯、低密度脂蛋白、血糖等水平均发生变化，以血尿酸、甘油三酯增高显著，上述指标高于对照组，提示心脑肾等多种疾病危险因素在超重期明显上升。对于体重超重人群，干预的核心在于合理控制体重。在饮食管理上，应控制总热量的摄入，确保摄入的热量低于身体消耗的热量，以形成热量缺口。饮食结构上，增加膳食纤维的摄入，多吃全谷物、蔬菜、水果，这些食物不仅能增加饱腹感，还能延缓碳水化合物的吸收，避免血糖快速上升；减少高热量、高脂肪、高糖食物的摄取，如油炸食品、糕点、含糖饮料等。在运动干预方面，除了坚持有氧运动外，可增加抗阻训练，如使用哑铃、杠铃或进行俯卧撑、仰卧起坐等，有助于增加肌肉量，提高基础代谢率，使身体在休息状态下也能消耗更多热量。同时，养成良好的生活习惯也不可或缺，规律作息，保证充足的睡眠，每晚睡眠时长保持在7～8小时，因为睡眠不足可能会影响体内激素平衡，导致食欲增加，尤其是对高热量食物的渴望，进而不利于体重控制。此外，定期监测体重、腰围、腰臀比等指标，及时了解体重变化情况，根据实际情况调整干预方案，也是体重管理的重要环节。

（2）体质调节 人的体质特点具有多种类型，例如，偏于阴虚、偏于阳虚、偏于瘀血、偏于痰湿、偏于湿热、偏于气郁等。这种体质的不同特性，往往是疾病的诱发因素。如阳虚体质者，感受外邪易从寒化，尤其在寒邪侵袭时，阳气受损愈加明显，正气不能抵御病邪而导致其深入传变；而痰湿体质者，感受外邪后易发生邪气与痰湿交接，缠绵难愈的变化。

根据人体体质的差异，适当应用合适药物，调整机体的阴阳偏颇，防止疾病的发生，中医药在这方面已有许多方法。如《素问遗篇·刺法论》有"小金丹方……服十粒，无疫干也"的记载，开创了药物预防之先例。后世张仲景以诃黎勒散方调治中气薄弱之人："诃黎勒气温性涩，温以提陷，涩以固精，得厚朴之气温而开拓心胸，陈皮性暖而沉降冲气"，也是根据体质差异适当用药避免疾病的方法，由于中气薄弱之人易患腹泻之疾，故提前给予诃黎勒散方调治，以之常服，则无腹泻之虞。

总之，未病学思想给亚健康状态的干预提供了一个崭新的思路，使人们越来越认识到临床治疗中多年来被动防御的局面是影响人类健康长寿的根源，只有主动出击，深化预防研究的内涵，深刻理解健康、疾病本质，以及疾病演变规律，才能够把握健康，主宰生命。

本章小结

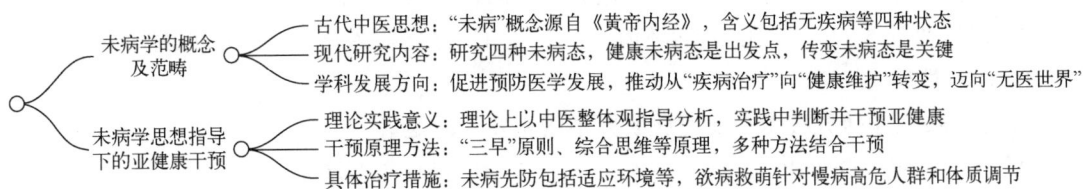

未病学的概念及范畴
- 古代中医思想："未病"概念源自《黄帝内经》，含义包括无疾病等四种状态
- 现代研究内容：研究四种未病态，健康未病态是出发点，传变未病态是关键
- 学科发展方向：促进预防医学发展，推动从"疾病治疗"向"健康维护"转变，迈向"无医世界"

未病学思想指导下的亚健康干预
- 理论实践意义：理论上以中医整体观指导分析，实践中判断并干预亚健康
- 干预原理方法："三早"原则、综合思维等原理，多种方法结合干预
- 具体治疗措施：未病先防包括适应环境等，欲病救萌针对慢病高危人群和体质调节

课后练习

1. 以下属于传统亚健康评估方法的是（　　　　）。

A. 全基因组关联分析　　　　　　　　B. 使用焦虑自评量表

C. 运用可穿戴设备监测心率　　　　　D. 基于深度学习的图像识别

E. 代谢组学技术检测代谢物

2. 在亚健康研究中，转录组学研究技术主要分析的是（　　　　）。

A. 生物体的基因组

B. 特定状态下所有转录产物的集合

C. 特定时间、环境下生物体表达的所有蛋白质

D. 生物体代谢产物的变化

E. 大规模人群基因组的变异区域

3. 中医认为亚健康发生主要源于人体多种问题，其中不包括（　　　　）。

A. 阴阳失衡　　　　B. 气血运行不畅　　　　C. 心理压力大　　　　D. 脏腑功能失调

E. 饮食不规律

4. 可穿戴设备在亚健康研究中的应用不包括（　　　　）。

A. 实时监测睡眠信息　　　　　　　　B. 分析用户饮食、运动信息评估健康状况

C. 监测血压、血氧等参数　　　　　　D. 记录静息心率评估自主神经系统功能

E. 提供在线咨询功能

5. 大数据分析在亚健康研究中的作用是（　　　　）。

A. 直接诊断亚健康疾病

B. 挖掘亚健康流行趋势、危险因素关联及发病模式

C. 修复基因缺陷

D. 分析脑部 MRI 影像辅助诊断

E. 检测血清中蛋白质表达变化

6. 关于中医药在亚健康研究中的创新发展，下列说法错误的是（　　　　）。

A. 深入挖掘经典著作可为理解亚健康本质提供理论源泉

B. 拓展中医体质学与亚健康关联需结合现代技术

C. 中医 "阴阳平衡" 理论与亚健康无关

D. 可建立基于中医体质的亚健康预测模型

E. 从现代科学角度阐释经典理论能为防治提供新依据

7. 在亚健康精准化研究中，建立分层分类诊断体系考虑的因素不包括（　　　）。

A. 遗传背景　　　　　B. 生活环境　　　　C. 经济收入　　　　D. 心理状态

E. 职业性质

8. 蛋白质组学研究技术在亚健康研究中的主要手段是（　　　）。

A. 全基因组关联分析　　　　　　　　B. 高通量测序

C. 双向凝胶电泳和质谱分析　　　　　D. 代谢物检测

E. 转录因子活性分析

9. 制定精准化亚健康干预策略时，针对睡眠障碍的措施不包括（　　　）。

A. 结合药物治疗　　　　　　　　　　B. 改善睡眠环境

C. 制定个性化睡眠方案　　　　　　　D. 增加运动量

E. 不考虑个体差异统一用药

10.人工智能诊断在亚健康研究中的优势不包括（　　　）。

A. 高效　　　　　　　　　　　　　　B. 准确

C. 主观　　　　　　　　　　　　　　D. 可辅助诊断相关异常

E. 应用前景广阔

第三章
亚健康的检测与评估

学习目标

▶ **知识目标**

1. 掌握亚健康检测评估的基本原则。
2. 掌握心理亚健康检测技术。
3. 熟悉亚健康相关量表评估的分类及使用场景。
4. 了解传统检测技术和现代检测技术的原理及其在亚健康评估中的应用。

▶ **能力目标**

1. 能够根据亚健康检测评估的基本原则，设计个体化检测方案。
2. 能熟练运用传统检测技术和现代检测技术进行亚健康评估。
3. 能够运用中医情志理论和现代心理学方法，对心理亚健康状态进行检测和初步调理。
4. 能根据亚健康症状表现，选择并应用合适的量表进行评估。

▶ **素质目标**

1. 培养科学严谨的职业态度，注重数据的准确性和方法的科学性。
2. 增强人文关怀与沟通能力，注重与受检者的有效沟通。
3. 树立团队协作与跨学科整合意识。
4. 培养健康管理的全局观念，树立以预防为主、防治结合的理念。

李某，男，45岁，公司高管，长期处于高强度工作状态。近半年来自觉身体不适，主要表现为疲劳乏力、注意力不集中、记忆力减退、情绪波动大、睡眠质量差（入睡困难、多梦易醒）、食欲不振、胃部不适（饭后胀满）、大便稀溏。平素易感冒，感冒后恢复较慢。体检结果显示血压、血糖、血脂等指标处于临界值，无明显器质性病变。舌质淡红，苔薄白，脉细弱。

问题：

1. 请根据李某的症状，设计一套亚健康检测评估方案。
2. 如何选择适合的检测技术和量表对其进行全面评估？

亚健康检测的技术方法与评估标准一直是亚健康领域研究的热点与难点。主要有两方面原因：一方面，亚健康概念自20世纪90年代提出，时间较短，系统性研究尚处于初级阶段；另一方面，相较于成熟的疾病诊疗体系，健康及亚健康领域的相关研究却长期停留在有限且浅层次的阶段。随着现代健康理念与医学模式的转变，介于疾病与健康之间的"过渡期"或"中间状态"引发广泛关注，健康及亚健康领域越来越多的研究学者关注亚健康状态以及干预手段，市场上涌现出"亚健康检测仪""亚健康测评软件"等各类监测评估产品。本章将围绕亚健康检测评估的原则、指标体系及常用技术方法展开重点阐述。

第一节 亚健康检测评估的范畴和指标

一、亚健康检测评估的基本范畴

1. 人体健康检测与评估是亚健康检测评估的前提

只有研究清楚了人体健康的检测与评估标准，并以此作为参照，才有可能对亚健康状态的检测、分析与评估作出科学的结论，因此健康检测、预测、预警技术与指标体系是研究人体亚健康状态、评价体系的前提条件。

2. 中医四诊和辨证的分类方法是亚健康辨识评估的重要内容

中医"望、闻、问、切"四诊合参的辨证方法在亚健康状态辨识中具有独特优势。特别是中医未病学理论中关于"潜病态"和"欲病态"的论述，为亚健康状态的早期识别提供了重要的理论指导。通过挖掘和提取潜在的病理信息，结合现代技术手段对传统中医诊断方法进行创新性发展，将有助于构建具有中国特色的亚健康检测评估体系。

3. 量表和问卷测量是亚健康状态评估中必不可少的方法

由于亚健康状态常表现为"有症状而无明确病理改变"的特征，主观感受的评估显得尤为重要。量表测量和问卷调查能够系统收集个体的主观症状、心理状态和生活质量等信息，是亚健康评估不可或缺的基础方法。国内外已有大量相关研究证实了这类方法在亚健康评估中的可靠性和有效性。

4. 现代医学检测技术和设备是亚健康检测评估的重要技术支撑

现代医学科学技术的发展与应用，不但为疾病临床和亚临床诊治提供了新的技术支撑和实践保障，而且也为亚健康状态的检测与动态监测提供了科学基础与信息支持。因此，所有用于疾病早期筛查和亚临床诊断的设备、仪器和技术，同样可以用于亚健康检测与评估。

5. 注重评估方法和指标的系统整合

亚健康状态的表现具有多样性、复杂性和非特异性的特点，因此检测方法和技术应该建立在多学科、多途径、多层次的基础上，特别是中西医结合综合优势的发挥是亚健康检测和评估的重要前提和特色所在。

二、亚健康检测评估的指标体系分类及意义

（一）按现代健康概念构成要素分类

现代健康概念强调生理、心理和社会适应性的多维统一，按现代健康概念构成要素分类，亚健康检测评估指标体系可概括为生理指标评价体系、心理指标评价体系、社会适应性指标评价体系和综合指标评价体系。

1. 生理指标评价体系

生理健康指人体结构完整和生理功能正常，其测量指标——生理指标包括但不限于血压、心率、血糖、血脂等常规指标，以及通过现代医学设备检测的器官功能指标。生理指标集中反映生理健康的内涵、水平、表现形式和发展变化，也是评价个体总体状态和健康水平的前提。

2. 心理指标评价体系

心理健康以生理健康为基础，并高于生理健康，是健康的重要组成部分。心理指标评价体系主要通过量表、问卷等工具评估个体的情绪状态、压力水平、认知功能等。心身医学的发展为心理与生理的综合评估提供了新的途径，使得心理指标在亚健康评估中占据重要地位。生理健康是健康的基础和前提，心理健康是生理健康的进一步发展。

3. 社会适应性指标评价体系

社会适应性健康建立在生理健康和心理健康基础上，是健康的最高层次，反映个体在社会环境中的适应能力。尽管有关社会适应性健康的评价方法和指标体系还不够完善，但是社会适应性健康作为健康构成要素的重要方面，其对个体和群体健康水平和亚健康状态的评价意义也必须予以关注。

4. 综合指标评价体系

现代健康概念所构成的健康体系是一个不可分割的统一体，因此，在实际工作中，对个体或群体的健康综合状况进行评价时不能采用相对单一的生理或心理评价体系，而必须采用与之相适应的生理、心理和社会适应相结合的综合指标评价体系。

（二）按人体功能系统分类

根据人体功能系统的不同，亚健康检测评估指标体系可分为心血管系统、呼吸系统、消化系统、神经系统、血液系统、内分泌系统及特殊感官等类别。

健康的综合表现涵盖了各主要系统的结构与功能状态，亚健康状态的表现也往往集中在某个具体系统和器官的不适或功能减退。因此，在评价个体或群体的健康或亚健康状态时还必须结合不同组织器官的表现特点进行重点筛查和评价，以提高亚健康状态辨识的针对性、有效性。例如，在评价以心血管系统表现为主的亚健康状态时，则应选择以血压、心率、心电、心血管功能影像学检查及血糖、血脂检测等为主要内容的检测技术和评价指标体系。

（三）按指标作用意义及风险度分类

1. 指标体系分层分类

按指标作用意义及风险度分类，可概括为健康状态综合评价技术及指标体系、健康预测技术及指标体系、疾病风险预警技术及指标体系、疾病早期诊断技术及指标体系等。

（1）健康状态综合评价技术及指标体系　指对人体各系统的结构功能结合心理测试和社会适应性评价以及不良生活方式与健康风险调查等内容进行全面、系统的综合评价技术和指标体系，用以判明当前健康综合状态和整体健康水平。

（2）健康预测技术及指标体系　建立在健康检测与评估基础上，采用健康信息技术进行健康动态的科学预测与报告，从众多的健康测量指标中选出最有价值的指标作为预测跟踪指标，关键技术是采用健康信息技术跟踪和自动预报。故预测技术可以从"四位一体"健康层面上对病前状态和病后健康质量状况（如学习能力、工作能力、生活能力等）做出全面预测，对致病危险因子和疾病早期风险做出预报。

（3）疾病风险预警技术及指标体系　建立在健康检测、预测技术基础上，更强调针对性和方向性，技术作用的重点是对疾病的早期诊断和临床事件发生或复发风险的预警或提示，是对猝死或生理、心理失能的一种警示。关键是对指标信息的分析、评估和综合判断，是对循证医学指导下的医学实践过程和结果提示的一种数理信息处理和信度、效度验证性应用。预警技术本身是对健康生命全过程中的一种监控，并应用于全部健康测量、分析、评估与维护过程中。

（4）疾病早期诊断技术及指标体系　是建立在健康、亚健康状态评价基础上的，对具有临床诊断意义的指标进行提取、分析与评估，从而建立某一疾病或病理状态的指标评价体系。疾病早期诊断技术及指标体系较预测、预警指标体系更具针对性和临床早期诊断价值。

2. 常见的健康预测、预警指标及意义

（1）具有心血管病早期预测、预警意义的血液微观指标

① 心肌肌钙蛋白（cTn）、心型脂肪酸结合蛋白（hFABP）及肌红蛋白（Mb）：采用定量

或定性快速免疫色谱分析技术进行检测，三者联合应用对心肌梗死的早期诊断与鉴别诊断具有重要价值。

② 高敏 C-反应蛋白（hs-CRP）：是最强的预测动脉粥样硬化性心血管疾病（ASCVD）起因、发展、形成和并发症产生及出现临床事件的标志物，在心脑血管疾病一、二、三级预防中均有全程预测和警示意义。

③ 血脂因子：特别是氧化型低密度脂蛋白，也是最好的动脉硬化和冠心病发生风险和治疗转归的基本因子。

④ 同型半胱氨酸（HCY）、叶酸及 B 族维生素分析：血浆 HCY 升高增加 ASCVD 的发生率，并增加已患 ASCVD 的死亡率。研究已表明，血浆 HCY 浓度与摄入的叶酸与 B 族维生素的量呈负相关，补充叶酸、B 族维生素可减少 ASCVD 的发生风险。因此，HCY 和血叶酸、B 族维生素也可作为重要的 ASCVD 预警指标。

（2）具有心脑血管病早期预测、预警意义的功能影像指标　国内外研究表明，颈动脉内膜增厚或斑块形成及斑块的超声影像组织学分析对于心脑血管病发生风险（特别是缺血性脑卒中）和临床事件复发有重要预警意义。颈动脉硬化超声测量可作为最直接和简便的全身动脉硬化的观察"窗口"，特别是内中膜厚度（IMT）增厚和斑块形成，不但预示着早期动脉硬化的出现，而且还与多种传统或新出现的心血管危险因子密切关联。IMT 测量及斑块的定量定性分析，结合其他的心血管预警指标共同组成了 ASCVD 危险预警的指标体系，在心脑血管疾病一、二、三级预防中有着重要的作用和意义。IMT 增厚和斑块的组织学分析与缺血性脑卒中及神经症状及事件发生密切相关。

（3）具有高血压及动脉硬化早期预测、预警意义的血管功能指标　动脉硬度或顺应性测量指标如脉搏波速率（PWV）、脉搏波分析（PWA）、动脉弹性（C_1、C_2）、脉压（pulse pressure，PP）等与高血压及动脉硬化发生发展及治疗转归有着密切的关系。当 PWV 增快，C_1、C_2 减低往往提示动脉血管顺应性下降，硬度增加，高血压及动脉硬化的程度严重，预后不良。

（4）具有恶性肿瘤早期预测、预警意义的标志物指标　体液蛋白及相关标志物对于恶性肿瘤发生、病程发展及治疗转归有很好的预测、预警价值。例如，癌胚抗原（CEA）检测可以辅助诊断结肠、直肠等消化道癌和肺癌及各种上皮细胞肿瘤；甲胎蛋白（AFP）除在肝癌的早期诊断中具有重要意义外，对于睾丸癌、卵巢癌及胚胎性肿瘤等也有一定的早期诊断价值；总前列腺特异性抗原（T-PSA）适于 50 岁以上男性前列腺癌的筛查；神经元特异性烯醇化酶（NSE）用于筛查小细胞肺癌、神经内分泌肿瘤、颅内神经母细胞瘤及其他来源于神经外胚层的肿瘤等；铁蛋白（FER）过低提示缺铁性贫血，FER 过高可作为可疑肿瘤标志物，也是动脉硬化的预警指标；糖类抗原 50（CA50）可用于胰腺、肝胆、结直肠、膀胱、肾脏等系统肿瘤的检测；糖类抗原 242（CA242）适用于胰腺、肝胆、结直肠、肺、乳腺、胃等癌症的检测；糖类抗原 19-9（CA19-9）与 CA50 功能相近，尤其对胰腺癌的早期诊断和跟踪观察具有重要意义；糖类抗原 125（CA125）可用于卵巢癌和肺癌的检测；糖类抗原 15-3（CA15-3）则适用于乳腺癌、卵巢癌的检测。

值得指出的是，肿瘤标志物受许多因素的影响，如吸烟、急慢性炎症等。在进行分析评价时，一方面要结合受检者的实际背景资料，另一方面，肿瘤标志物之间往往相互关联、相互影响。因此，在运用肿瘤标志物进行实际的检测、分析、应用时要注意以下几个方面：单项指标升高远没有多项指标同时升高的意义大；预测意义要比其诊断意义大，对肿瘤患者治疗转归和预后判断意义更大。

（5）具有多种疾病早期预测、预警意义的尿液微观指标　微量白蛋白尿对早期肾损伤有极好的预警价值，早期检测还可作为反映心血管系统内膜损害的窗口。尿中微量白蛋白反映了肾小球滤过率（GFR）过高和滤过孔障碍，在 2 型糖尿病肾病（DN）中特别明显，是反映肾衰竭，特别是 2 型糖尿病中肾小管间质纤维化病变的重要指标。

第二节　亚健康常用检测技术及其应用

据不完全统计，目前用于亚健康状态检测的技术和方法多达数百种，涵盖了人体这一复杂超巨系统的各个方面，包括生理、心理、社会适应性、营养与运动、中医未病态及环境等多个维度。这些技术和方法各具特点，其侧重点、信息涵盖面、反应层次及体现状态各不相同，现将常用的亚健康检测技术及应用方法按照常规体液微观筛查技术、功能影像技术和新建立的检测技术三个方面进行介绍。

一、常规体液微观筛查技术及其应用

体液微观筛查技术，又称微医学法，是通过对人体体液（如血液、尿液、唾液、脑脊液等）中的各类成分、活动状态及平衡情况进行微观检查与分析的技术。该技术主要研究人体体液中微观成分的结构、特性、功能及各种微观指标的出现与动态变化，分析其对健康的影响以及对疾病发生与转归的作用，从而评估健康与亚健康状态。目前，常用的体液微观筛查技术包括血液代谢性指标检查、酶学及蛋白分析、肾功能检查、心肌酶谱及标志物检测、肿瘤标志物检测等。

二、功能影像技术及其应用

功能影像技术是医学影像学的进步和重要延伸。医学影像学作为现代医学科学的重要组成部分，从最初的 X 射线检查发展到如今的多模态影像技术，如全数字化彩色超声、X 射线计算机断层扫描（CT）及 CT 血管成像（CTA）、数字减影血管造影（DSA）、磁共振成像（MRI）及磁共振血管成像（MRA）、正电子发射断层成像（PET）、单光子发射断层成像（SPECT）等。据统计，约 70% 的临床诊断信息和 50% 的健康体检及亚健康评估信息来源于医学影像。医学功能影像不但已成为现代临床医学最重要的诊断方法，而且由于功能影像能在活体显示组织器官的解剖、生理、病理等情况，故而也成为基础医学（包括动物和人体）、预防医学及亚临床、亚健康研究的重要手段。

1. 功能影像技术分类

根据是否具有侵入性操作，功能影像技术可分为侵入性和非侵入性两类。侵入性功能影像技术包括血管镜、气管镜、胃肠镜、胆管镜等对机体空腔管道的内镜检查，以及超声、造影剂显像技术。这类技术不仅能直接观察到活体组织器官的结构和活动图像，而且还能观察到其功能状态变化，为疾病的早期诊断和亚健康状态的判断提供重要信息。非侵入性功能影像技术包括体外超声影像、放射影像、核医学影像等，具有无创、可重复性强等优点，广泛应用于健康体检和亚健康筛查。

按照不同的成像原则和技术特点，将功能影像又分为五大类：①超声影像技术；②放射影像检查、正电子发射断层成像、单光子发射断层成像；③电子内镜；④核医学影像；⑤负荷影像学检查。

2. 各类功能影像技术的特点及应用价值

（1）**超声影像学技术**　是临床和健康体检及亚健康筛查最常用的功能影像学技术，其最大优点是方便、无损害、可多次重复检查，特别适用于心脏、血管及实质性器官的结构与功能评估。例如，通过观察静态或运动负荷下血管腔径变化、血流速率变化和心脏射血及舒张功能变化，结合心脏、血管的形态及结构变化，不但能为心血管病的早期诊断提供重要依据，还可为心血管亚健康状态的评估提供可定量的信息，结合心血管危险因子水平，还可对个体的心血管亚健康走向作出预测。

（2）**内镜影像学检查**　包括胃肠镜、气管镜、胆胰管镜、膀胱镜、输尿管镜等。其优势在于直观、清晰，能够直接观察腔内活动及分泌功能，并可进行活检或直接进行病变治疗或功能复位（如胃轻度扭转的复位）。其缺点是具有侵入性，给受检者带来不同程度的痛苦。因此该项检查不作为亚健康状态的常规检测项目。但对消化系统、泌尿系统、呼吸系统及生殖系统等高危人群的疾病早期筛查具有重要意义。

（3）**放射影像学检查**　随着生物医学工程与计算机技术的发展，放射影像学检查实现了从二维平面解剖结构的诊断到三维立体、全方位、深层次地显示病灶与周围组织结构之间的关系的转变，通过 X 射线、CT、MRI 等技术手段，显著提升了诊断敏感性与特异性，为复杂疾病评估及人体功能状态分析提供了丰富数据支撑。随着"社会-心理-生态-机体"四位一体健康观念的普及，放射影像学正从疾病诊断向健康管理领域延伸，尤其在亚健康测评中展现出独特价值。以 64 排螺旋 CT 为例，其能超高速扫描并有亚毫米级分辨率，可在 10 秒内完成全身检查并重建任意角度高分辨率图像，结合 CT 灌注技术，不仅能早期发现脑卒中等疾病，更可通过血流动力学参数分析，为亚健康状态的风险评估及动态跟踪提供量化依据。

（4）**核医学影像学检查**　是 20 年来发展最快的功能影像技术之一，主要包括 PET 和 SPECT、DSA 以及早期开展的甲状腺和肾功能（肾图）放射核素检查，都属于有不同程度射线辐射危害的技术。但由于这些技术（特别是 PET、SPECT 和 DSA）能在分子、基因、受体、蛋白质及组织形态结构上显示机体的代谢、功能、血流分布及灌注等信息，具有极高的检测敏感性和功能评判价值，所以是目前公认的最具代表性的功能影像学检测技术。其主要用途及评价包括：①用于恶性肿瘤的早期筛查、临床诊断和鉴别诊断，特别是 PET 在这方面有独特价值。用于亚健康方面的研究报告虽然鲜见，但由于 PET 具有极高的检测敏感性，故对恶性肿瘤病前状态的研究与实践具有潜在价值。②用于显示组织器官功能、血流、灌注方面综合评价。SPECT 在这方面发挥着不可替代的作用，其不但在心血管病早期诊断和治疗干预效果评价方面有重要价值，而且在心血管功能与健康鉴定和心血管亚健康状态与评估方面发挥独特作用。③用于血管疾病的早期诊断及具有"金标准"作用。DSA 虽属于有创性、有射线辐射危害的技术，但在血管疾病的诊断方面具有"金标准"作用。它不但能清晰显示心、脑、肾血管的结构、病变与狭窄程度，而且还能观察到血管再灌注前后的血流分布与血管功能情况，故对血管健康和血管疾病的分级诊断和亚健康状态判断具有重要作用。近年来，虽然 CTA 和 MRA 等无创检查方法取得显著进步，有代替 DSA 的趋势，但 DSA 的"金标准"作用没有改变。

三、新建立的检测技术及其应用

（一）血管健康与心血管病风险检测技术及应用

长期以来，医学界对高血压、高胆固醇、高血糖等危险因素引起的心、脑、肾等重要靶器官损害的研究较为深入和系统，但对血管健康本身及其对心血管疾病发生发展的影响却关注较少。直到 20 世纪 80 年代，美国斯坦福大学库克博士首次提出"血管健康与心血管病防治"这一新概念，才逐渐引起医学界的广泛关注。血管健康水平不仅直接影响心脑血管疾病的发生风险，还与个体的健康寿命密切相关。随着医学科学技术的进步，血管健康、亚健康、亚临床及心血管病风险的预测、预警方面的研究也取得了显著进展。

所谓血管健康是指血管走行与结构正常；血管壁具有良好的柔韧性和弹性；血液成分正常且功能良好，能够保证血液在血管中顺畅流动；血管内皮功能好，抗氧化能力强；血管内膜连续光滑，内中膜厚度正常，无血小板黏附或斑块形成。目前，关于静脉血管功能的检测与评价相对较少，而对动脉血管健康检测与评价的研究较为深入，并已形成多项共识，现分述如下。

1. 颈动脉超声检测在血管健康、亚健康评估中的应用价值

自 1986 年 Pignoli 等人首次采用高分辨率 B 型超声技术成功测量动脉壁内中膜厚度，并证明其具有非侵入性、简便易行和良好的效度与信度以来，颈动脉超声检测技术得到了迅速发展，主要涉及颈动脉内径测量及直接计算硬度指标，颈动脉内中膜厚度测量和颈动脉斑块及狭窄的测量等。随着超声仪器工程设计和测量技术的不断进步，高分辨率血管超声已成为普通人群动脉硬化大规模流行病学调查的重要工具，并广泛应用于高血压、糖尿病、冠心病、脑卒中及终末期肾病等心血管疾病及其相关疾病的早期诊断和风险分层评估。以美国社区动脉粥样硬化风险（Atherosclerosis Risk in Communities，ARIC）研究和欧洲动脉粥样硬化研究（European Lacidipine Study on Atherosclerosis，ELSA）为代表的大规模前瞻性研究，均将颈动脉硬度（arterial stiffness）、内中膜厚度（IMT）及斑块（plaque）或颈动脉硬化损伤（carotid atherosclerotic lesions）的超声测量作为心血管危险因素流行病学调查和降脂治疗效果评定的核心内容。

（1）IMT 测量的临床应用价值 IMT，尤其是量化性 IMT（QIMT），被公认为是评估早期动脉硬化及其病程进展的安全、标准化且有效的方法。IMT 测量不仅能够早期诊断动脉硬化，还能对其病程进展和预后进行客观评价。IMT 是动脉硬化早期的一个明显标志和动脉粥样斑

块形成的前提条件之一。

（2）颈动脉斑块定性、定量分析的临床应用价值　动脉硬化斑块是临床诊断动脉硬化的重要依据，也是预测冠心病（CAD）、脑卒中及其他心血管事件的重要独立危险因素。现有研究主要集中在颈动脉斑块与 CAD、卒中发生的关联，以及颈动脉内膜剥脱术和降脂、降压治疗等方面。

（3）动脉硬度测量的临床价值　大量流行病学和临床研究表明，脉压及无创技术测得的硬度指标是预测心血管疾病的独立风险因子。然而，脉压受心脏每搏量和动脉硬度共同影响，且脉压增大往往是动脉弹性明显减退的晚期表现。因此，近年来国内外围绕早期动脉硬化的无创测量技术开展了广泛研究。颈动脉硬度的改变不仅影响颈动脉窦的血流动力学，还可能由于颈动脉窦处血管壁硬度增加（弹性下降）和顺应性下降，使得局部压力反射器敏感性下降，进而引发自主神经平衡失调，增加血管迷走性晕厥和恶性心律失常的风险。

2. 血管弹性功能检测在血管健康、亚健康评估中的应用

大量流行病学和临床研究表明，脉压和动脉硬度是预测高血压患者治疗转归及一般人群心血管疾病风险的独立危险因素。脉压增大（>60mmHg）或单纯收缩压升高通常提示大动脉硬度增加，并伴随严重的靶器官损害风险（如脑卒中、冠心病和终末期肾病）显著增加。尤其是在老年高血压患者和心肌梗死患者中，脉压和血管硬度增加预示着心血管事件发生风险增加，预后不良。然而，脉压受心脏每搏量和动脉硬度共同影响，且早期动脉硬化往往仅表现为血管壁弹性和顺应性的变化，而非脉压的明显增大。因此，脉压增大更多地反映动脉弹性显著减退，而非动脉硬化的早期表现。近年来，早期动脉硬化的无创测量技术及其应用价值受到广泛关注，国内外围绕脉搏波传导时间（PTT）测量法、动脉压波形分析（PWA）法及动脉血管腔径和膨胀性直接测量法等技术展开了深入研究。2000 年 6 月，首届动脉硬度专题会议在法国巴黎召开，重点讨论了动脉硬化的无创测量方法、原理及其生理意义。以下对相关技术及其应用进行详细介绍。

（1）脉搏波传导时间（PTT）测量法

① 脉搏波速率（PWV）测量法。PWV 法是当前应用最广泛的大动脉弹性测量方法，其基本原理是基于心动周期中左心室收缩将血液射入主动脉，产生的脉搏波以一定速率沿血管壁传播至整个动脉系统。PWV 由动脉壁的力学特性（黏度和弹性）、几何学特征（直径和管壁厚度）及血液密度（黏度）共同决定。由于动脉内的血液是不可压缩的液体，能量传递主要通过血管壁传导，因此血管壁弹性或顺应性是影响 PWV 的主要因素。无创性测量 PWV 的方法主要包括超声多普勒法和压力传感法，前者是目前最准确的定量分析方法，后者则因操作简便而被广泛应用。

② 肱动脉压袖套（QKD）法。QKD 法是在动态血压记录基础上，通过附加软件测量上肢动脉硬度的一种方法。其传导时间是指从心室电活动开始（心电 R 波起始）到通过肱动脉袖套测量血压的舒张期时间。PWV 主要反映一段血管壁的功能状态，可在不同动脉段（如颈动脉—股动脉、肱动脉—桡动脉、股动脉—胫动脉等）进行测量。影响 PWV 的因素包括年龄、管壁厚度、血管半径、血压、血液密度和血流速度等。另外测量部位也影响 PWV，距离心脏越远，PWV 越快。PWV 测量也存在一定局限性：①无法明确导致血管异常的具体机制；②受

多种因素影响；③体表测量距离存在误差，个体间变异较大。相比之下，QKD系统虽然避免了PWV的部分缺点，但仅反映单次心搏的传导时间，无法全面评估一段血管的硬度和顺应性。

（2）动脉压波形分析（PWA）法或脉搏波分析法

① C_1 和 C_2 测定。基于改良的Windkessel模型，进行分析舒张期血管压力波形分析，该模型设有四个要素，分别为 R（总外周阻力）、C_1、C_2、L（血管内血流惯性），并将波形分为大动脉缓冲释放血液所致的指数样衰减和外周波反射所致的正弦样下降两部分，前者反映大动脉顺应性，后者反映外周小动脉顺应性，分别以容量顺应性和振荡顺应性表示。C_1 指在舒张期血管压力呈指数样衰减期间，血管内血流体积下降与动脉血流中压力下降的比值；C_2 指在舒张期血管压力呈指数样衰减期间，血流体积振荡性变化和压力振荡性变化的比值。单位均是 $cm^2/mmHg$。采用最新的检测仪器（如HDI-D02020），通过对不同组别人体桡动脉波形图分析发现，原发性高血压早期 C_2 即低于正常人，并随着年龄增长和糖尿病的存在进一步下降，因此 C_2 是心血管风险的早期预测指标，而 C_1 则是大动脉硬化的早期预测指标。

② 增强指数（augmentation index，AI）测定。AI测定是近年来发展起来的平面压力波测定技术，可精确记录不同部位动脉压力波形。该项技术采用一种高保真压力传感的笔型探头，在很小的压力敏感区（0.5mm×1mm）内，从动脉体表部位即获得不失真的连续的主动脉压力波形，并为准确计算AI提供基础。如澳大利亚生产的PWV Medical Sydney就能通过脉搏波分析得出中心AI。AI测定根据压力波传播和反射原理，通过对反射波在收缩期血压中的量化处理经过计算得出，AI值越大，提示压力反射波增压在收缩压中的作用越大。由于平面压力波测定方法不能直接从体表获得主动脉的压力波形，所以常用颈动脉压代替，或使用桡动脉波形经过一定的数学公式转化为主动脉波。AI测定的不足之处在于不同操作者之间误差大，可能与平面压力测定时，探头放置和探头压力难以准确控制有关。

③ 锁骨下动脉多普勒超声心动图脉搏波示踪分析法。该方法通过三维电子模型结合动脉压和主动脉血流速率，统计计算推导出动脉顺应性。测量脉搏波压时采用张力表传感器在锁骨下动脉水平测试，主动脉腔径和血流速率采用多普勒超声心动图连续测量。

④ 指脉搏光体积描计法/指脉搏体积图二次衍化法。通过指脉搏体积图获取外周血压力波，然后经过二次衍化得出压力振幅比值，用于评价年龄和血管活性剂对动脉系统的影响。

（3）动脉血管腔径和膨胀性直接测量法 该方法利用高分辨率血管超声直接测量动脉腔径随心搏变化的大小，推算出硬度和顺应性指标，用以评价早期动脉硬化。

3. 血管内皮功能在血管健康、亚健康评估中的应用

血管内皮功能是评估血管健康状态的重要指标之一。健康的血管通过内皮组织释放一氧化氮（NO），NO是一种强效的血管松弛剂，能够扩张血管、抑制细胞黏附及防止血管壁增厚，从而维持血管的正常功能。因此，直接或间接测量血管内皮组织的NO的水平，可以客观反映血管内皮功能的状态。

具体操作是用血管超声测量阻断前臂动脉血管（肱动脉阻断5分钟），观察前后血管速率及血管舒张期内径的变化，从而对血管健康水平和血管亚健康状态作出客观定量分析，对心血管病发生风险作出预测和预警。

（二）机体免疫状态检测技术

人的免疫系统健全与否以及状态水平，直接反映机体抵抗内外致病因子避免疾病和健康维护的能力，并对研究和评价疾病发生前状态和预测健康走向有着十分重要的价值，也是目前检测、评价亚健康和潜病未病态、欲病未病态的基本方法和科学手段之一。

机体免疫状态检测技术是通过定性、定量分析机体的细胞免疫、体液免疫状态及功能，检测免疫复合物等，获取血液、组织和生物体内数百种与免疫相关的微量物质（如抗原、抗体、补体、干扰素、糖蛋白、免疫复合物及各种免疫活性因子等）的含量，为科学评价亚健康状态提供免疫学信息和依据。例如，免疫标记技术可用于检测甲状腺、肾上腺、胃壁细胞、胰岛细胞、心脏、卵巢等器官及组织的抗体；免疫电镜技术可筛查机体免疫缺陷；补体 $C1 \sim C9$ 的检测有助于识别肾炎、血清病、肿瘤、肝硬化早期或病前状态，以及某些先天性补体缺乏病；通过对 T 细胞、B 细胞、NK 细胞活性的分析，可以协助评估人体免疫系统的亚健康状态和衰老进程。

亚健康状态者，常因潜在的组织结构退化、机体代谢产物堆积、生物钟紊乱、身心过度透支及内环境失衡等因素，导致对外界环境的适应能力和反应能力下降，进而影响体液免疫和细胞免疫功能。因此，适时检测机体的免疫功能，分析免疫状态的变化，不仅能够为中老年人恶性肿瘤等慢性疾病做出早期提示性诊断，还能及时发现免疫系统的早期异常改变，为改善和逆转亚健康状态具有重要价值。

（三）全息分析法

全息分析法是基于生物全息理论的一种健康评估方法。生物全息理论认为，人体是一个有机整体，每一个局部（包括器官、组织、细胞）都蕴含着整体的信息，是全局的一个缩影或信息窗口。这是因为人体的所有组织、细胞均起源于同一受精卵，具有相同的染色体数目、相似的基因组及类似的遗传密码，因此每一个局部都携带了整个机体的全部信息。

中医学认为，机体体表与脏腑、经络、气血等是一张张由众多全息场组合而成的巨大全息片，每一个器官、组织、脏腑都是一个小系统，其局部均可以集中反映整体的功能。中医学通过舌诊、耳诊等方法判断健康、诊断疾病，就是最早用全息思想诊察疾病的典范。同样，整体有病或处于未病、亚健康状态，其信息也可反映在某一局部，这是全息评价预测健康、疾病的基本理论依据。运用全息分析法的技术有多功能超高倍显微技术（MDI）、虹膜全息检查技术和中医舌诊等。

（四）基本体质状况测评技术

基本体质体能测试，又称身体素质测试，是对机体基本活动能力、耐力、储备力和适应能力的综合评估。亚健康状态者常因与年龄不相符的机体组织结构退化和功能减退、活力下降，表现为不明原因的疲劳或虚弱。因此，通过测试个体或群体的基本体质体能，不仅能够评估身体健康水平和专项身体素质，还能及时发现亚健康状态并评价综合干预效果。

1. 国民体质检测与健康基本状况评价

基本体质的概念是指人类及其个体在遗传的基础上，在环境的影响下，在生长、发育过程中形成的以形体结构和活动功能为主要表现的一种基础状况。根据国家体育总局国家国民体质监测中心的报告，国民体质监测通常按幼儿、成年人和老年人三个年龄段，以及男女性别进行分类和分析。监测内容包括身体形态、生理功能及基本体质机能与运动素质三个方面。

（1）**身体形态与高矮胖瘦测量**

① 身高：身高不但反映了人体骨骼发育和人体纵向高度主要形态指标，而且身高与体重和其他肢体长度、围度、宽度指标的比例关系，还可以反映人体匀称度和体形的特点，对评价体格特征和相对运动能力等方面也有重要的应用价值和实际意义，特别是青少年的平均身高已被作为重要的群体（不同种族、不同国家、不同地区）健康指数之一，受到各国政府的关注。

② 体重：体重主要反映人体横向生长和围度、宽度、厚度及重量的整体指标。体重、体质指数及体质成分分析不仅反映人体骨骼、肌肉、皮下脂肪及内脏器官的发育状况和人体充实度，而且可间接反映人体的营养状况，特别是营养的均衡性及运动与饮食的相互匹配性，这对人体健康水平和亚健康评估有重要价值。中国成人体重指数（BMI，单位：kg/m^2）正常范围是 $18.5kg/m^2 \leq BMI < 24.0kg/m^2$，$24.0kg/m^2 \leq BMI < 28.0kg/m^2$ 为超重，$BMI \geq 28.0kg/m^2$ 为肥胖。我国 24 万成人数据汇总分析表明：BMI $19 \sim 24kg/m^2$>患高血压的风险是体重正常者的 $3 \sim 4$ 倍，患糖尿病的风险是体重正常者的 $2 \sim 3$ 倍；基线体重指数每增加 3，4 年内患高血压风险女性增加 58%，男性增加 50%。而体重过轻（$BMI < 18.5kg/m^2$）则可能是营养不良或预示其他健康问题的存在。因此适宜的体重对于人的健康、亚健康状态的维护与改善具有实际意义。

③ 人体围度：主要是测量胸围、腰围、四肢围度和臀围。胸围是人体宽度和厚度的代表性指标，在一定程度上反映了身体基本形态和呼吸器官的功能发育状态及健康状况；腰围可以反映腹部皮下脂肪厚度及营养状况，是反映人体脂肪含量及分布的主要简易指标；臀围的大小不仅反映人体的下部体形特点，也是间接反映人体健康状况的一项指标。特别是近年来的研究表明，腰围及腰围与臀围的比值（WHR）与心血管病发生密切相关。男性腰围>85cm、女性>80cm 或男性 WHR>0.98、女性 WHR>0.88，则明显增加心血管病发生风险。而四肢围度不但反映了男女四肢的形态发育情况，而且还间接反映其肌力及运动能力，这对特殊专业人群（如运动员、飞行员等）的选拔和训练效果评判十分重要。

（2）**基本生理功能测试**　主要检测静态脉搏、呼吸、血压、体温等。呼吸、脉搏、血压、体温是人体四大生命体征，也是反映人体基本功能状态和体质水平的一组重要指标。而静态肺活量是测量评价人体呼吸功能和基本体质状况的常用功能指标。

① 静态脉搏测量：静态脉率间接反映人体基础代谢和心脏自主神经功能活性水平，是检查和评价整体健康、亚健康状态及分析评估心血管系统功能状态的最常用指标之一。做静态脉率检测时一定要让被检者先休息 $10 \sim 20$ 分钟，并注意消除其紧张情绪，测前尽量避免饮用酒、茶、咖啡等。让受试者坐位或平卧位，用手的食指、中指触及受试者桡动脉搏动处，数其60 秒的脉搏。正常脉率与心率一致，在 $60 \sim 100$ 次/分，飞行员、体育运动员和老年人脉率往往偏慢。脉率过速（脉率>100 次/分）除特有原因（如发热、甲状腺功能亢进和各种心动过速等）外，多与情绪波动、紧张、压力等亚健康状态有关，长期的静态脉率增快（平均在 $85 \sim 90$ 次/分）往往是心血管病发生的重要危险因子。

② 静态血压测量：目前多采用间接测量法，即使用血压计测量。测量血压的注意事项如下。a.选择符合标准的水银柱血压计和符合国际标准的（BHS 和 AAMI）电子血压计进行测量，不应使用腕式血压计测量；b.袖带的大小适合被试者上臂臂围，至少覆盖上臂臂长的 2/3；c.被测前受试者应至少安静休息 10 分钟；d.被测量者取坐位，裸露出右上臂，上臂应与心脏处同一水平；e.将袖带紧贴皮肤缚在被测者右上臂，袖带下缘应在肘弯上 2.5cm，听诊器胸件置于肘窝肱动脉处，在放气过程中仔细听取记录柯氏音第Ⅰ时相（第一音）和第Ⅴ时相（消失音）时水银柱凸面的垂直高度，记录收缩压和舒张压；f.应间隔 1～2 分钟重复测量，取 2 次读数的平均值记录。静态血压测量是基本体质和体能状态的重要指标之一。成年期至老年期，血压随年龄增长而稍有升高，老年男性血压较女性稍高，卧位血压较坐位稍低。血压受季节、昼夜、气温、环境、情绪、精神状态、紧张压力等多种因素影响而产生较大波动，因此不能根据一次血压测量结果判断其正常与否，不同场合下多次测量到的血压升高幅度、波动范围、变化趋势才具实际意义。根据《中国高血压防治指南》标准，正常血压<120/80mmHg，而正常高值为 120～139/80～89mmHg，即为亚健康状态。可见静态血压测量是研究人体基本功能状态和心血管亚健康的重要方面。

③ 平静呼吸运动测量：通过观察和测量呼吸运动方式、深度、节律和频次来评价呼吸功能，协助肺及胸膜疾病的诊断和疗效观察，这也是人体基本体质和生理功能检测的一项重要内容和指标。检查方法为：在被检者安静和并未警觉的情况下，通过肉眼观察和记录呼吸频率、节律、类型、深度及两侧呼吸运动是否对称等。正常安静情况下，呼吸运动基本对称，节律均匀，每分钟 16～20 次。生理情况下运动可使呼吸增快。呼吸与脉搏之比约为 1∶4。男性及儿童呼吸时，膈肌运动起主要作用，下胸廓及上腹部的呼吸动度比较明显，称腹式呼吸；女性呼吸时，其肋间肌的运动较为重要，称胸式呼吸。观测呼吸运动的意义有：以躯体表现为主的亚健康状态者，呼吸的频率可增快或急促，呼吸的深度略变浅。特别是伴有生物钟紊乱及睡眠障碍者，呼吸的频率、节律及形式均可发生一定程度的变化。

④ 体温测量：通过体表局部温度测量评估人体温度及体质功能状态。方法是在常温（15～25℃）环境、平静状态下，通过体表温度计测量口腔、腋下或肛门温度。正常口表温度为 36.3～37.2℃，腋表温度为 36～37℃，肛表温度为 36.6～37.8℃。亚健康状态者或慢性躯体性疲劳状态者，体表温度可略高于正常高限，而少数体质性低体温者，体温可略低于正常体温低值。

（3）基本体质机能与运动素质测试 包括肌肉力量、柔韧性、平衡素质、反应能力、灵敏性和协调性等测试。肌肉力量是体力劳动和体育锻炼的基础，是机体身体素质和活动能力的基础。肌肉力量素质及耐力的好坏，对维持人体长时间工作的能力，保持骨结构的完整性，防止骨质疏松和预防骨折具有重要意义。柔韧性素质主要指人体各韧带与关节活动的幅度与韧性，柔韧性一般取决于有关肌肉、韧带弹性和关节的活动范围，以及神经系统的支配和神经肌肉之间的协调能力。平衡素质是指身体对来自前庭器官、肌肉、肌腱、关节内的本体感受器以及视觉等方面刺激的协调能力，包括坐位、立位和移动平衡三个方面，即静态的稳定性和运动的协调性，同时还包括在三种状态下的抗干扰能力。反应能力是显示机体神经系统反应速度的重要观测指标。灵敏性素质则指人体在日常活动中或体育运动中表现出来的随机应变能力，它既与神经的灵敏性反应有关，又与力量、速度、协调性等素质密切相关，其代表机体一种复杂的综合素质。协调性素质是综合人体各部分和各种运动器官去完成整体或局部活动的能力，该能力的好坏直接关系到一些精细劳动工作的实现和体育锻炼的效果。总之，基本体质机能与运动能力的测试不但能客观反映人体不同年龄、性别及不同劳动与运动条件下的基本素质和能力，而且对整体健康水平、专项身体健康素质和能力的评价及亚健康状态的综合测评均有十分重要的价值。

2. 基本体能测试与特殊身体能力评价

所谓体能，是指一个人活动、运动、体力劳动和完成某种特殊动作和任务所要求的基本能力和专项素质与耐力。如果说体质是反映人体健康状况的总体构架与基本功能，那么体能测量代表人体机能的特殊潜能和专项素质。用于测量人体基本体能的方法有心电图运动负荷试验与心脏功能评定、运动心肺功能试验和无创性左室功能、灌注和代谢试验三种。

（1）心电图运动负荷试验与心脏功能评定　心电图运动负荷试验是最早开展的心脏功能和特殊能力评定方法之一。著名的 Bruce 方案成为心脏功能评定的经典方法。尽管后来相继出现了踏车心电图运动试验和结合心脏超声、心肌显像的超声心动图负荷试验，以及结合放射核素心肌显像的放射核素心脏做功负荷试验等，但 Bruce 方案和 Master 二阶梯心肌缺血诊断标准仍然是当今公认的方法和标准。用心电图运动负荷试验来评定机体心血管功能与体能，常用的指标如下。

① 最大摄氧量（VO_2max）：是指一个人动用全身大部分的外周肌群进行运动时，从空气中吸入的最大氧气量。习惯上，用基础静态状态下的需氧量倍数来测量氧气消耗量。基础氧耗量的代表单位为代谢当量（MET），约为 3.5mL/（kg·min）。这个数值代表一个人基础静息状态下维持生命所必需的氧气量。VO_2max 与年龄、性别、遗传因素、健康状况、亚健康状态及是否喜好运动等因素有关。VO_2max 值在 15～20 岁时达高峰，此后呈线性下降。年轻男性在中等量活动中，VO_2max 大约为 12MET，而进行有氧运动锻炼（如长跑）的人 VO_2max 可达 18～25MET。在 60 岁时，男性平均 VO_2max 大约是 20 岁时的 2/3。如果一个正常男性持续卧床 3 周，他的 VO_2max 则可下降 25%。由于氧气摄入量与心率直接相关，VO_2max 等于心输出量（CO）与最大动静脉氧差的乘积。CO=每搏量（SV）×心率（HR）。

② 心肌耗氧量（MVO_2）：心肌耗氧量主要由室壁张力（左室舒张末期容积/左室壁厚度）、心肌收缩力和心率决定。测量方法分有创和无创两种，前者为精确的"金标准"方法，即进行心导管检查，后者采用 SPECT 或通过常规心率与收缩压的乘积来估算（称双乘积或心率血压乘积，RPP）。由于 MVO_2 与冠状动脉血流量呈线性关系，运动时冠状动脉血流可增至平静时的 5 倍。因此，结合运动负荷进行心肌做功评价对人体功能状态判断有特殊意义。

亚健康状态者虽然最大摄氧量（VO_2max）和心肌耗氧量（MVO_2）仅呈现轻度下降或增加，尚未引起明显的心肌缺血改变，但这些生理指标的改变会显著降低机体的储备能力和运动耐力，容易引发或加重疲劳。与之相对的是，规律的有氧锻炼可通过提升 VO_2max、降低 MVO_2 来改善心脏工作效率，增强体能储备，从而有效预防和改善亚健康状态。

③ 运动负荷试验下的外周反应指标：a.心率反应。运动时心血管系统的首个可测反应为心率增加，其机制源于迷走神经对心脏的冲动发放减少。心率增加是心输出量增加的主要因素，在每分钟心输出量增加 1 升时，心率因素占 60%～70%，前负荷（阻力负荷）与后负荷（每搏输出量）的调节占 30%～40%。心率随运动负荷及摄氧量呈线性增长：低强度或恒定负

荷运动中，心率可在数分钟内达到稳态；而高强度负荷下，则需更长时间方能形成稳态。判断运动心率时需综合考虑年龄、性别等固有因素，以及肌肉活动类型、健康状况等变量。例如，平均最大心率随年龄增长而下降，此现象主要与固有心率改变相关，而非神经调节因素；但规律运动者因心血管适应能力较强，其最大心率随年龄衰退的幅度和速率显著减缓。值得注意的是，动态运动对心率的提升效应显著高于等长收缩运动，而长期卧床者因重力对压力感受器的作用缺失，可导致运动时心率反应增强。其他影响因素还包括体位、体能状态、血容量、环境及心理因素，其中最大动态运动的心率反应最终取决于个体的基础体质与健康水平。b.血压反应。收缩压的升高与机体做功强度直接相关，本质是心输出量增加的外在表现。在分级递增负荷运动中，收缩压于初始数分钟内持续上升后趋于稳态，其增幅与运动强度、耐力水平及持续时间呈正相关。若运动中出现低血压反应，常提示受试者存在严重心脏病变；极量运动后收缩压可短暂低于基线水平，通常在6分钟内恢复，并可能维持低于运动前水平数小时。长期规律锻炼者不仅可通过体重调控降低血压，对运动前血压偏高者的改善效果尤为显著。运动时血压变化的另一关键机制是：运动肌肉的动脉快速扩张与非运动组织的外周阻力增加形成动态平衡，最终导致全身血管总阻力下降，而舒张压在此过程中通常保持相对稳定。

（2）运动心肺功能试验　指测量运动负荷或有氧运动过程中的气体交换与心脏做功能力的试验技术，这是当前国际公认的评价人体综合生理健康水平与专项体能的标准方法。该技术除广泛应用于飞行员、航天员、竞技运动员等特殊职业群体的选拔与训练评估外，现已延伸至心肺功能早期损害筛查、亚健康状态评估、运动处方制定及心脏康复指导等领域。

① 试验原理：有氧运动时，肌肉收缩引发的代谢增强需呼吸系统（细胞与肺）和心血管系统的协同支持。通过动态监测运动过程中的气体交换功能（反映细胞代谢效率）、心脏储备能力（表征循环系统适应性）及心肺功能匹配度（心肺偶联机制），可全面评估机体综合生理功能状态与专项体能素质。

② 试验设备与方法学：采用符合美国心脏协会（AHA）指南的标准化测试系统，核心组件包括运动平台（活动平板/功率自行车）、高精度气体分析模块（含一次性呼吸流速传感器）、心电血压监测系统及智能数据分析平台。实施要点如下。a.实验室标准化配置：确保通风良好、空间充足，推荐环境参数为温度22℃、湿度50%；b.运动方案选择：活动平板试验为首选（模拟真实运动模式），次选功率自行车（适用于运动受限者），测试全程需同步监测十二导联心电图、逐搏血压及气体代谢指标，新一代系统可实时整合运动强度（速度/坡度/功率）、代谢参数（VO_2/VCO_2）与血流动力学数据；c.安全规范：配备急救药品、除颤器及应急供氧装置；d.人员资质：由AHA认证的医师及技师团队操作，严格执行运动试验安全指南；e.受试者准备：试验前24小时停用血管活性药物，禁烟、酒、咖啡3小时，空腹状态，穿着运动服及防滑鞋，并完整提交健康档案（含家族史、体质基线、用药史）。

③ 观测指标体系如下。a.气体代谢核心参数：摄氧量（VO_2，心输出量与动静脉氧差乘积）、峰值摄氧量（Peak VO_2）、最大摄氧量（VO_2 max）、无氧阈（AT，有氧/无氧代谢转换点）、二氧化碳排出量（VCO_2）、氧脉搏（O_2 Pulse）、呼吸交换率（RER）、分钟通气量（VE）、通气当量（VE/VCO_2）及通气储备；b.循环功能指标：心电异常（ST段变化/心律失常）、血压反应模式；c.运动效能参数：最大负荷功率、代谢当量（MET）、疲劳时间。

（3）无创性左室功能、灌注和代谢试验

① 静息左室功能评估：临床主要采用二维超声心动图与核素心室显像两种方法。二维超声心动图具有操作便捷、成本低、可重复性佳等优势；核素心室显像则通过静脉注射放射性核素标记红细胞后实施门控采集，其测得的左室射血分数不受心室几何形态假设限制，且与血管造影结果高度一致，故被广泛用于心血管健康评估及心脏康复预后分层，但费用显著高于超声检查。需特别指出，两种方法在静息状态下评估左室功能的准确性相近。对于亚健康人群，长期体力疲劳及机能衰退可导致左室功能受损，二维超声可检出舒张功能减退伴随的射血分数轻度下降，此类表现若排除器质性心血管疾病，即可视为心血管亚健康状态的客观标志。

② 负荷试验心室功能评估：通过各种负荷状态下的左室功能检测，不仅能定量评估心血管功能储备及健康等级，还可识别潜在病理改变与早期功能异常，为亚健康及亚临床状态诊断提供依据。常用技术包括负荷核素心室造影、负荷超声心动图、运动心肌灌注显像及心肌代谢显像等。然而，此类技术因成本高昂、操作解析复杂、对设备及人员专业要求严苛，通常不作为亚健康常规筛查手段。

（五）生物节律与睡眠质量评定

生物节律是指生物体随时间变化的内在活动规律，也称为时间医学或时间生物学。从单细胞生物到高等动植物，所有生命活动都呈现出周期性的节律性变化，这种变化与昼夜交替、季节更替等自然规律密切相关。生物节律根据周期长短可分为近日节律、亚日节律和超日节律，这些节律不仅存在于整个机体中，也存在于各系统、组织器官乃至单个细胞中，贯穿生命的全过程。通过研究生物节律及其变化规律，不仅可以揭示生命活动的基本特征，还能为健康状况评估和疾病风险预测提供科学依据。由于睡眠活动具有明显的生物节律性，因此通过时间生物学方法研究睡眠质量与亚健康状态的关系显得尤为重要。

1. 生物节律的特性及其分类

（1）生物节律的特性

① 生物节律的内源性或固有性：研究生物节律，首要的是了解其固有规律或内源性特征。经国内外大量观察与实验研究，目前普遍认为：从生命起源和生物进化早期来看，地球物理因素的周期变化是生物节律的根本起因，且至今仍对生物节律有重要影响。但如今，生物的绝大多数生理节律，已由机体内部固有的特定机构——生物钟发动和控制。这种内源性固有节律调节控制着人体基本活动规律，并使其适应环境变化，这便是生物节律的第一个特性——源性。例如，在与外界隔绝、环境因素恒定、无任何时间信息的隔离实验室中，受试者体温仍以接近24小时的周期作节律性波动，睡眠-觉醒节律依然存在。再如，某些体外培养的器官或组织的功能活动，仍呈现出在整体条件下所见的节律性。

② 生物节律的遗传性：人体固有的生物钟表现可通过遗传方式保存或延续，成为生物机体由遗传物质决定、与生俱来的一种属性。随着现代医学科学技术发展与生命科学进步，生物节律的遗传物质基础已探明由生物钟基因确定，如近日钟基因（circadian clock genes）的发现等。

③ 生物节律的温度补偿性：指生物节律的周期、相位、振幅等在一定范围内不受环境温度变化影响的特性，即在一定温度范围内，生物节律及其内源性控制机制（生物钟）的温度系数（Q10）接近1。例如，被分别置于0℃和22℃条件下的北美冬眠动物金背黄鼠，冬眠周期均为一年。在这两种温度下，它们总是每年10月进入冬眠，体温降至1℃左右，次年3月体温逐渐回升至37℃，同时开始活动和正常进食。即便环境温度达35℃，其食量和体重增减仍保持一年左右的周期。

④ 生物节律对环境变化的适应性

a. 生物节律与环境节律的同步性或适从性：生物体与地球物理因子——光、温度、地磁等运行变化规律相适应，呈现明显、周期性的昼夜变化、月相变化和季节变化等。

b. 生物节律对环境节律相位改变的适应性：在某些特殊情况下，相对稳定的环境节律位相发生变化时，生物体节律也会随之发生适应性变化。例如，乘飞机沿东西方向跨时区飞行（时差飞行）后，目的地的近日节律位相与出发地不同。此时"倒时差"就是典型的人体适应环境相位变化的例证。

c. 生物节律对外界刺激的反应性：机体受到环境中某些理化因素刺激时，其固有节律（特别是近日节律）会发生一定变化，表现为节律相位的移动（前移或滞后）。机体节律因外界刺激而发生的相位改变，称相位反应。相位反应的方向（超前或滞后）和大小（相位移动的时间长短），既与刺激的种类和强弱有关，也与刺激作用的时间有关。

d. 机体近日节律周期的相对稳定性：与机体对环境节律相位变化的适应能力相比，机体对环境节律周期改变的适应能力要差得多。即与相位可发生较大改变相比，生物节律（特别是近日节律）的周期具有相对稳定性。

（2）生物节律的分类

① 根据生物节律的周期长短分类

a. 近日节律（circadian rhythm）：科学研究表明，与自然界昼夜变化节律相似的生物节律周期并非严格的24小时，而是近似1日节律，周期范围在20～28小时之间，因此将这类节律命名为近日节律。此节律由近日钟基因所决定。

b. 亚日节律（infradian rhythm）：这类生物节律周期大于28小时，振荡频率低于1日。亚日节律涵盖近3.5日节律、近7日节律、近月节律、近年节律等。

c. 超日节律（ultradian rhythm）：这类生物节律周期小于20小时，振荡频率大于1日。超日节律包含心率、呼吸频率、近半日节律（近潮汐节律）等。

② 根据生物节律的固有特性分类

a. 内源性生物节律：像近日节律、亚日节律和超日节律等，这类节律由机体内部固有机制产生。

b. 外源性生物节律：此类生物节律直接受外部环境因素控制。例如，人体血浆色氨酸含量呈现昼高夜低的节律，便是由摄食活动的近日节律调控所致。

2. 生物节律与睡眠周期

（1）睡眠周期的形成　人的觉醒和睡眠节律及周期并非与生俱来，而是出生后在生活经验中逐渐习得的。新生儿尚未形成24小时节律，其主要节律表现为交替重复、周期约40分钟的休息与活动。随着个体的生长发育，受生活方式调节以及昼夜变化等因素影响，才逐渐养成日出而作、日落而息的觉醒——睡眠节律。这种后天形成的睡眠节律周期，对维持人体健康、抵御疾病侵袭起着至关重要的作用。健康睡眠已成为公认的维护生命质量、延长健康寿命的五大基石之一。

（2）**睡眠节律的分类及睡眠质量评价**　任何动物（包括人类）在一昼夜内的行为活动，可清晰地划分为活动相和静止相这两个截然不同的时相，且这两个时相均与环境昼夜变化相适应，并呈周期性相互转换。人类在长期的行为节律进化过程中，发展出睡眠状态与觉醒状态交替出现的节律与周期，即睡眠-觉醒节律。当此节律与环境节律同步时，便形成睡眠-觉醒昼夜节律，这是生物节律与睡眠节律中最为显著且关键的节律。其生物学意义在于，机体借此将主要身心活动集中在适应环境的最佳时段，如白天进行工作、学习、饮食、运动、作战等，而将不利于身心活动或不适宜工作的时段用于休息与睡眠，从而有效减少不必要的体力与能量消耗，让大脑得以充分休憩。

睡眠节律主要分为三种类型：①慢波睡眠节律（slow wave sleep）；②快波睡眠节律（rapid wave sleep）；③快动眼睡眠的近昼夜节律，也就是快波睡眠节律在一昼夜中的规律性变化。实验表明，快波睡眠节律的出现频率在清晨达到峰值，随后逐渐降低，在傍晚和前半夜处于最低水平，之后又开始增多。研究和评价睡眠节律的意义重大，因为睡眠节律直接影响睡眠质量，睡眠质量又关系到身心状态，而身心负荷状态是决定健康水平以及亚健康发展走向的关键因素。

3. 生物节律法的实际应用

（1）**生物节律与心血管健康**　生物节律与心血管健康密切相关，心血管功能呈现出周期性变化，涵盖超日节律、近日节律以及亚日节律。以心脏固有节律周期为例，这属于一种超日节律。在循环往复的心动周期里，心脏通过一次次的收缩和舒张实现射血，为全身组织器官供应血液；动脉搏动和心脏电生理特性同样存在显著的超日节律。心脏固有节律周期促使动脉内血压从收缩压到舒张压循环波动，推动血液运往全身；而动脉搏动和心脏电生理特性为心脏正常做功奠定了电生理基础。同时，心血管功能，诸如心输出量、心功能、心肌收缩力、心率、血压等变化，还具有近日节律、近七日节律、近月节律、近年节律。在不同的病理与生理状况下，或是受到内外环境因素、不良生活方式干扰，原有生物节律被影响，甚至引发"生物钟磨损"，就可能导致一系列心血管功能失调，进而出现亚健康状态。所以，我们认为预防心脑血管疾病应当从维护血管健康入手，而维护血管健康则需从保护和顺应心血管系统的生物节律开始。

（2）**生物节律与神经系统健康**　主要聚焦于以下三个方面。

① 探究生物节律与神经精神系统生理活动及其调节适应性的关联，尤其是与睡眠节律周期的关系，为科学合理地制定作息制度，维护并促进健康睡眠，最大程度减少生物钟磨损，预防严重心身疲劳和亚健康状态提供理论依据。众多研究显示，睡眠质量优劣不仅直接作用于机体神经精神系统的生理活动能力和调节水平，还会对全身其他主要系统的生物节律周期与适应性调节能力产生影响。比如，长期处于紧张与压力环境，加之不良的生活方式和作息习惯，就可能干扰睡眠节律，致使生物钟受损。一旦睡眠节律紊乱，睡眠质量便会下降，以精神心理疲劳为主的亚健康状态随即出现。

② 借助研究体温的昼夜节律，深入探索机体生物钟的结构与功能原理。体温对机体的各类生命活动，特别是神经内分泌系统，有着关键影响；反之，许多生理和病理过程也会对体温及其节律造成影响。由于体温节律的近似昼夜节律周期和相位相对稳定，所以常被视作反映机体功能状态、亚健康程度、疾病征兆以及神经系统稳定性的重要时间生物学指标。

③ 通过研究摄食、饮水节律的内在规律，引导人们建立并维持良好的生活饮食习惯，这对预防和改善亚健康状态意义重大。一方面，人的摄食饮水行为呈现出明显的昼夜节律，且该节律具有内源性固有特性；另一方面，人的摄食、饮水昼夜节律存在显著个体差异，并且受到中枢机制和食物同步因子的影响。

（六）自主神经功能评价方法与亚健康评估

由于直接测量迷走神经传导存在技术难度，通过无创技术评价心率变异性（heart rate variability，HRV）就成为广泛应用于间接测量心脏迷走神经的客观定量方法。

1. HRV 的分析方法及影响因素

（1）传统方法学 传统的 HRV 分析主要包含呼吸性窦性心律不齐（RSA）算式评估法以及改良的 RSA 公式分析法，这两种方法共同被称作迷走神经张力"金指标"分析方法。

① RSA 算式评估法（Rosenblueth-Simeone 法）：此方法由 Rosenblueth 和 Simeone 两位学者于 1934 年提出，并通过动物实验与临床实践得以验证，其计算公式可在相关专业书籍中查阅。

② 改良 RSA 公式分析法：1975 年，Katona 和 Jih 对 Rosenblueth-Simeone 公式进行改良，提出了以副交感成分（parasympathetic component，PC）作为量化迷走神经张力的核心标准，为 HRV 分析提供了理论基础。

（2）床旁和试验负荷条件下的心率反应评价法

① 心率对瓦氏动作的反应测量法：该方法作为一种广泛应用的基本手段，可客观评价心血管反射以及自主神经调节能力。具体操作是让受试者在呼气末维持 40mmHg 的呼气压，观测 15 秒内的心率及血压变化情况。正常人在瓦氏动作中，心率、血压反应会呈现出四个时相：Ⅰ期，一过性血压升高，心率下降；Ⅱ期，血压早期下降，晚期恢复正常，同时心率增加；Ⅲ期，呼气终止（停止）时，血压下降、心率增快；Ⅳ期，血压升高超过基线，心率明显下降。众多研究证实，心率对瓦氏动作的反应（变化）可广泛用于间接测量自主神经功能，且具有良好的敏感性、特异性以及重复性。由此衍生出的瓦氏比率，即瓦氏动作Ⅰ期出现的最短 RR 间期与Ⅳ期出现的最长 RR 间期之比，是一个客观评价自主神经功能的定量指标。尤其结合现代无创性逐跳血压和经颅多普勒血流速率（TCI）技术后，极大地提升了这一传统方法的诊断准确性与客观价值。例如，新近的一项研究显示，79%的糖尿病患者在瓦氏Ⅲ期出现明显的心动过速反应，84%糖尿病患者在瓦氏Ⅳ期出现明显的心动过缓反应。

② 心率对直立试验的反应和 30∶15 比率测定：通过观察从平卧位到直立位的心率变化，评估迷走神经和交感神经的调节功能。30∶15 比率（站立 15 秒时最快心率与 30 秒时最慢心率之比）是评估迷走神经张力的重要指标。当人体从平卧位突然转变为直立位时，有

300～500mL 的血流会从中心静脉下移至下肢，从而引发一系列生理性代偿反应。此时，心率对突然直立的变化呈现"双峰"样或曲线式。在头 3 秒内，心率会因迷走神经的突然控制而突然增加至第一峰值；随后在站立 12 秒时，心率由于迷走神经控制和交感神经兴奋（激活）共同作用，逐渐增加至第二峰值。一般在 30 秒时，心率和血压反应恢复到基线水平。当心血管功能不良或使用阿托品后，心动过缓现象不会出现。因此，30：15 比率为间接测量心脏迷走神经提供了一种手段。此外，有人提出用站立后第 15 次心搏（最短的 RR 间期）和第 30 次心搏（最大的 RR 间期）来替代 30：15 的心率比率，认为这样能更准确地反映迷走神经的张力情况。还有人深入分析观察了心率在被动倾斜试验下的变化规律，并提出采用加速指数和抑制指数能进一步精准表述交感和迷走神经的张力度。其中，加速指数（acceleration index）指的是站立后最短的 RR 间期-基线 RR 间期与基线 RR 间期之比，它反映了压力感受器介导的迷走神经消退作用；抑制指数（brake index）是站立后最长的 RR 间期-最短的 RR 间期与基线 RR 间期之比，该指数反映了迷走神经对交感神经介导的外周血管阻力增加作用的反应。

③ 心率对躺倒的反应：相较于静态平卧位，当人体由直立位突然躺下时，在最初第三、四次心搏的 RR 间期会显著减小。随后，在第 25～30 次心搏时，RR 间期明显增加，且增加值超过基线值。借助阿托品和普萘洛尔的研究表明，卧位最初几次心跳的 RR 间期缩短是由迷走神经抑制所介导，而后续出现的 RR 间期延长则由交感神经介导。

④ 心率对下蹲的反应以及迷走比率和交感比率：具体方法为让受试者先站立 3 分钟，然后下蹲 1 分钟，接着在吸气过程中站起。在此过程中，观测下蹲时最长的 RR 间期以及从下蹲位站起后最短的 RR 间期。研究发现，最长的 RR 间期可被阿托品消除，这表明该心率反应由迷走神经介导；而从下蹲位站起后的最短 RR 间期现象可被普萘洛尔削弱，说明这种心率反应由交感神经介导。基于此，提出了迷走神经比率和交感神经比率这两个概念（指标）。其中，迷走神经比率=下蹲前平均 RR 间期/下蹲后最长的 RR 间期；交感神经比率=基线 RR 间期／站立后最短的 RR 间期。并且，此方法能够有效检测出糖尿病患者的自主神经受损情况。

⑤ 心率对咳嗽的反应：由于咳嗽能够使胸腔压力瞬间增加至 25～250mmHg，进而引发血压下降和心率增快反应。因此，有人将咳嗽反射作为评价自主神经功能的有效手段。一次用力咳嗽后，在 2～3 秒内，心率会增加到超过基线30%（此时 RR 间期最短），18～20 秒后，心率又会回到基线水平。这一机制可能与胆碱能神经以及腹部和胸壁肌肉收缩相关。因为咳嗽引起的心率增快可被阿托品消除，但不受普萘洛尔影响，由此可推断为胆碱能机制。不过，临床上应用这一试验时还需留意，随着年龄增长，咳嗽反射所引起的心动过速程度会逐渐减弱。

⑥ 心率对面部憋气浸水试验的反应：该试验方法是憋气后将面部浸入水中，此时会引发心动过速、呼吸困难、心输出量下降以及血管收缩等反应。在临床上，此试验常用于评估三叉-迷走神经反射和三叉-交感神经血管平滑肌反射。

⑦ 心率对交叉腿收腹试验的反应：试验方法为受试者在直立位时双腿前后交叉站立或进行单收腹动作，以此来提高血压和心率，预防直立性低血压反应的发生。

（3）现代 HRV 分析法 过去十余年中，HRV 在病理生理机制、记录评价方法及临床应用领域的研究取得显著进展。目前共识认为，借助现代 HRV 时域、频域、非线性分析及时频分析技术，不仅能客观定量评价心血管自主神经功能活性及其调节能力，还可对心肌梗死、糖尿病、高血压等患者的长期预后危险分层作出预测。现代 HRV 分析法主要有时域分析法、频域分析法、非线性分析（散点图）法、时频分析法四种。

2. HRV 的机制及生理意义

HRV 是指逐次心跳 RR 间期（瞬时心率）之间存在的微小差异及不断波动的现象。其发生机制涉及中枢心血管调节与整合、外周交感-迷走神经的张力平衡、压力反射的调控作用以及神经体液的影响等，其中呼吸活动对 HRV 的影响（尤其是迷走神经对 HRV 的调控作用）是最基本的机制之一。现代研究证实，伴有呼吸性的窦性心律不齐（即心率变异）主要由压力反射调控下迷走神经张力的改变决定，呼吸性的血压变异主要由机械作用引起，而与呼吸无关的慢波则与外周交感神经和迷走神经的相互作用相关联。

在 HRV 时域指标的解释方面：全程正常窦性心搏间期标准差（SDNN）和 5 分钟节段正常心搏期平均值的标准差（SDANN）作为两个主要时域指标，SDNN 与极低频（ELF）和低频（LF）相关，SDANN 则主要与超低频（SLF）相关，相邻心搏间期差值均方根（rMSSD）主要与高频（HF）相关，这些指标反映了不同的自主神经调节机制和能力。需要强调的是，标准差（SD）、rMSSD 和均方差（MSD）是实验室条件下（安静、仰卧位、自主呼吸状态）常用的时域指标，但很少在站立状态下测定，且测量时间通常需长于评价心率时深吸气的反应时间。此外，相邻心搏间期差值大于 50 毫秒的比例（PNN50）主要与 rMSSD 相关，反映 HF 成分下的迷走神经调节情况。

关于 HRV 频域分析的生理解释：早期观点认为，短时程 HRV 谱分析中的低频成分和高频成分可作为监测迷走神经与交感神经传出活动及其均衡性的定量指标，但随着研究深入，这种简化解释的局限性逐渐显现。Malik 与 Camm 等提出，HRV 谱的 LF、HF 反映的是心脏自主神经对心率的"调制程度"（神经冲动的波动变化），而非"紧张度水平"（神经冲动的平均水平）。

1991 年提出的 LF/HF 比值作为评价交感-迷走均衡性的指标，近年引发诸多质疑：①心脏自主神经对窦房结的调制并非"此消彼长"的拮抗关系，安静状态下心率调节及 HRV 总功率主要依赖迷走神经微调，交感神经作用尚不明确，且生理扰动下两者可能同向变化（如面部浸水时心搏徐缓与肌肉交感活动同时增强）；②部分生理过程中 LF/HF 比值变化仅由迷走神经活动单一因素驱动（如头高斜位时 HF 减少导致比值增大，而非 LF 升高）。因此，解释 LF/HF 生理意义时，需结合 HF/LF 具体变化机制及实验环境综合判断。

3. HRV 的实际应用评价

（1）在实验生理学研究中的应用　HRV 在实验生理学研究中的应用广泛，涵盖健康人群与特种职业人群的生理条件选拔和医学鉴定，以及各类生理实验。因其能够较为客观地直接或间接评价心血管自主神经功能，故而在实验生理学研究中备受青睐。具体而言，在对缺氧及极端作业环境（如南、北极作业环境）的研究中，通过 HRV 系统可评价人体窦房结调节功能以及对缺氧的适应性。在正常人体研究方面，结合 HRV 能够探究副交感神经张力受体位、体质变化的影响，从而助力建立正常人体自主神经定量分析模型。对于特殊作业人员（如体育竞技运动员、飞行员、潜水员、宇航员等），运用 HRV 分析，结合头高/头低斜位、下体负压等条件，可进行压力反射器敏感性测量、自主神经均衡性测试，以及逐跳血压、逐跳经颅多普勒脑血流速率测试。以此综合评估他们的生理反射能力和对作业环境的适应能力，将其作为生理条件选拔和训练效果评定的基本方法和手段。例如，武留信等将 HRV 与倾斜试验相结合，用于鉴定飞行人员血管迷走性晕厥和立位耐力不良，初步结果显示，这种综合技术和方法显著提高了飞行员晕厥检查的敏感性和特异性，展现出广泛的应用前景。

（2）在临床研究中的应用和评价　20 世纪 80 年代初至 21 世纪初，随着 HRV 研究的深入及方法学的统一，其临床应用日益广泛成熟，主要体现在糖尿病、心肌梗死、高血压、心力衰竭等心血管疾病以及自主神经疾病的风险评价和预后判断。

（七）超高倍显微分析仪检测

超高倍显微分析仪具有高分辨率（可放大 2 万倍）、多相显示和信息自动存储与分析功能，能够在 2 万倍放大的高分辨率视野下，观察人体一滴血、一滴尿液、一滴脑脊液或一根头发中的各种成分的含量、分布、细胞形态及亚细胞结构的变化与活动情况，对综合评价机体健康及亚健康状态具有一定价值。

1. 细胞形态学（湿血片）

湿血片通过观察机体血液细胞及血浆内有形成分的形态、结构和含量变化，追踪这些变化的原因以提供诊断提示。

2. 氧自由基学说与人体全息胚理论（干血片）

（1）氧自由基学说　R. W. Bradford 博士是氧自由基学说的奠基人之一。1978 年，由他主持的 Bradford 研究所率先提出了氧化化学的概念，它作为一门精确的医学学科分支，用来研究在亚健康或疾病状态下反应性氧中毒物质（reactive oxygen toxic species，ROTS）的变化情况。该学说认为，人体生老病死的进程是一个完整的氧化过程，机体在代谢中不断产生氧自由基，自由基与血浆及机体细胞相互作用，形成 ROTS 块，它的出现是机体病理生理变化的表现，故可以说 ROTS 块反映了机体组织系统新陈代谢的失调状态、机体应激状态或疾病状态。这些状态可以借助于超倍生物显微系统，在镜下通过干血滴中的 ROTS 块进行观察、分析而得出诊断提示。ROTS 块在镜下呈现白色、大小不一、形态多样、不规则的块状物，根据其大小、形态、分布及内含物，结合临床诊断，可以做出早期提示或预报机体的病变器官或部位，对机体健康状况进行预测。

（2）人体全息胚理论　根据全息胚理论，机体的某一部分是整个机体的缩影，贮藏着机体的所有信息。血液是信息元的载体，血液在形成血滴时，信息则以一种特殊形式表现在血液中。根据 Bradford 教授的理论，每个干血滴均可以制成 8 个大小不等、间距不等的同心圆，每个部分都代表着机体的不同部位。由于红细胞在人体中承担着携带氧气的功能，若受检者红细胞明显聚集，则单个细胞的表面积相对变小，携氧能力就会下降，生命活动中所需的氧气就会绝对或相对不足，反映到人体生理功能上就是人很容易疲劳。同时，这种串珠状的红细胞也会造成微循环的障碍。正常情况下人的红细胞直径是 7.0μm，而人体最小的毛细血管内径只有 2μm，这就意味着即使是单个红细胞也需要通过变形才能通过这些毛细血管，像这样聚集成串的红细胞是无法通过毛细血管的，这就会造成微循环障碍。同时，细胞聚集会导致血流缓慢、血液浓缩、血黏度增加而易形成血栓，或组织细胞缺血、缺氧而发生病变。受检者可以通过看图像和医生的解释很容易和直观地获得这些信息，这也是进行健康教育非常有效的辅助手段。

（八）食物不耐受检测

食物不耐受是一种复杂的免疫反应。机体免疫系统把进入体内的某种或多种食物当作有害物质，从而产生过度的保护性免疫反应，产生特异性的食物免疫球蛋白 G（IgG）抗体。IgG 抗体与食物抗原结合形成免疫复合物（immune complex，IC），免疫复合物在体内沉积后会引起机体相应组织器官发生炎症反应。如果不及时改变饮食结构，上述免疫损伤将不断累积，久而久之则会引发一系列的慢性症状或疾病。通过对特异性食物 IgG 抗体的检测，可以达到准确判断不耐受食物的目的。食物不耐受可能引发各种各样的症状，其中很多症状属于亚健康的表现范畴。

在机体出现慢性症状或疾病之前进行食物不耐受检测，针对检测结果采取积极的饮食干预措施，及时阻断不耐受食物对机体的免疫损伤，达到消除病因、预防疾病的目的。食物不耐受应该与食物过敏相鉴别（表 3-1）。

表 3-1　食物不耐受与食物过敏比较

项目	食物不耐受	食物过敏
作用机制	IgG 介导	IgE 介导
发作特点	迟发	速发
发作时间	一般在进食不耐受食物 2～24 小时后出现反应	进食过敏食物 2 小时内发病
食物种类	可能涉及多种食物	很少超过 1～2 种食物
激发试验	进食大量食物方可诱发症状，少量进食可能不会引起症状	即使微量食物也可能引发危及生命安全的严重过敏反应
诊断难易	由于起病隐匿、涉及食物较多，患者难以自我发现不耐受食物	由于发作迅速，患者很容易自我发现过敏食物
发作概率	50%	1.5%
发作人群	各年龄段的人群都很常见	主要见于儿童，成人相对较少

从表 3-1 中可以看出，食物不耐受与食物过敏在作用机制、发作特点、发病时间以及发作概率等方面都有很大的区别。

（九）生物体微弱磁场信息检测技术

1. 技术原理

生物体微弱磁场信息检测技术，又称量子检测技术。根据量子物理学与量子医学原理和特性，采用常温量子磁场共振干扰因子发生系统，对人体不同组织、器官所含有的不同磁场信息进行解析和判读，从而感知机体各组织、各器官的功能状态，对健康进行全面检测、监督、维护。它不仅对分子生物学水平的宏观结构进行探测，还对电子、质子、中子、量子、夸克这些基本粒子的微观结构进行探测，从物质的最微观结构、疾病的源头去早期发现疾病的发生、发展及变化，可以较早地发现健康中的一些隐患。现代物理学发现，宏观物质特性趋于分离，而微观粒子行为更具一致性，这使得基于微观结构的探测更具单一性、特异性与针对性，从而实现对疾病更早期的预警预报，及时发现危险因素，排除健康隐患，对亚健康的筛查及健康维护具有重要意义。现代医学对疾病的认识已不再是有或无的问题，而是认为疾病是一个连续的过程。

人体是生物体，生物运动是电运动，电运动就会产生相应的磁场，正常健康状态下机体各组织、器官微磁场秩序井然，当这种正常秩序发生改变时，磁场就会发生变化，处于紊乱状态，疾病也就开始发生了。基本粒子的改变导致原子—分子—细胞—组织—器官的改变，致使疾病形成。生物体微弱磁场测定分析仪利用传感器捕捉被检者体内不同种物质所发出的微磁场波动能量信息，与储存在主机中的标准数据及标准波形作对照，判断返回到生物体或物质中的波动能量是共鸣反应或非共鸣反应，将其反应水平表示成百分率和波形，从而判断生物体内不同种物质的磁场信息状态及所代表的意义，其捕捉的是电子、原子水平上的微弱磁场变化信息。

2. 应用及评价

生物体微弱磁场信息检测技术涵盖十大类3600多项信息，几乎覆盖了全身所有的组织、器官在微观及宏观结构发生变异的信息，包括分子生物学水平的DNA及生化酶学的变化信息。每一项信息在不同的性别、不同的年龄、不同的环境、不同的工作生活方式等不同状态下所提示和表达的信息也不尽相同，它可以在动态的分析中获得与自身相关的各种信息，在普遍性中更能体现个性和特殊性。普遍性在针对某一个特殊个体时易存在局限性，而不同人的健康与疾病的获得因素也不尽相同，生物体微弱磁场信息检测技术可以有效弥补这一点，从而对健康状况进行监督、管理。

生物体微弱磁场信息检测技术有一项特殊的情感分析功能，可以针对不同人群、不同性别、不同年龄、不同职业，在不同状态下的情感变化可能对健康及所从事职业产生的影响，通过量化的数值，直接、客观地反映出来。例如，情感检测分析提示，部分在职管理人员所患自主神经功能紊乱、肠易激综合征，与经常性应激反应状态和压力的敏感度较高相关。

3. 量子检测技术与其他健康检测仪器的联合使用与评价

量子检测技术可与其他健康检测仪器联合使用，进一步提升健康评估的准确性和全面性。

（1）与人体成分分析仪联合使用　人体成分分析仪是判断健康的基础仪器，可以准确测量人体肌肉、脂肪、蛋白质、无机盐含量，量子检测仪可以根据检测信息分析出导致异常的因素。

（2）与 ^{13}C 同位素红外光谱分析仪联合使用　量子检测仪在与 ^{13}C 同位素红外光谱分析仪联合应用在肝细胞功能检查、筛查或确定肝硬化方面，有相互提示和印证作用。

（3）与心电图、心功能检测联合应用　量子检测提示心脏负荷过重、高血压趋势时，结合数字化无创心血管功能检查（外周循环阻力、血流速度、心电图 ST 段改变等），对高血压、冠心病早期预警有积极意义。

（十）人体代谢热层像技术

人体代谢热层像技术（thermal metabolic imaging，TMI）以医用红外技术为手段，通过观测机体新陈代谢产生的热现象，运用中西医理论相结合的分析方法，全面监测人体健康状况，早期预警重大疾病。

1. 技术特点与优势

TMI 采用被动接收人体热辐射的方式成像，无需介入或施加外部能量，因此对人体无创、无害，是一种绿色环保的影像技术。其检测范围广泛，可对头部、颈部、胸腹部、盆腔等多个部位进行扫描，适用于癌症前期预警、肿瘤筛查、心脑血管疾病评估、妇科疾病诊断、中医可视化研究、健康状态综合评估以及药物疗效观察和病程动态监测等领域。TMI 弥补了传统影像技术以形态学检查为主的局限性，为解读人体生物信息提供了新的视角。

2. 技术原理与应用价值

TMI 采用分层扫描和由表及里的解读方法，结合整体观和系统观，利用分系统质控的终端分析模式，全面诠释人体健康信息，显著提高了评估的准确性。其检测过程简便快捷，仅需 3～5 分钟即可完成全面信息采集，且无需特殊准备，受检者可在舒适的环境中完成检查。通过定期进行 TMI 检查并建立健康档案，可以为个人及群体提供针对性的健康指导和干预建议，结合自然医学疗法，帮助人们更好地维护自身健康。

（十一）人体功能状态快速检测技术

1. 技术原理

人体功能状态快速检测技术（AMSAT）是一种基于计算机辅助的功能检测设备。其原理是在额头、手和脚对称放置 6 个电极，向人体 22 个体区发送生理安全的脉冲电刺激，电信号在人体组织内转化为离子流，通过测量离子流在阴阳极之间的极化运动，获取组织间电阻、电传导性、电压及细胞膜动作电位等参数，并对获取的数字化信息进行交叉分析，运用国际色谱法重建器官、组织的功能状态，实现对人体三维体电图的描绘。AMSAT 基于量子物理学和神经生理学原理，从功能学角度综合评价人体的健康和亚健康状态，弥补了现代医学仅从结构学角度研究的不足，为健康评估提供了新的维度。

2. 应用领域与评价

AMSAT 的应用领域包括亚健康筛查与监测，疾病康复期功能评定与疗养效果的评价，判定不良因素对人体功能的影响，分析人体生理、心理状态与职业的适应性，动态跟踪人体功能变化，优化干预管理方案，对健康风险与疾病走向的趋势做出预测预警。自 1989 年，第一台 AMSAT 在俄罗斯国防部中央军事研究所空军疗养院通过临床试验以来，该仪器已被作为俄罗斯飞行员和宇航员健康状况的专用筛查设备。十多年的应用研究表明，AMSAT 能够在 30～180 秒内完成单次测量，快速评估人体各器官和系统的功能状态，特别是亚健康状态，预报潜在疾病的发展趋势和致病因素，并对后续干预提出个性化指导建议。由于其具有操作简便、无创无痛无辐射、安全可靠、快速准确、重复性好等特点，目前已被广泛用于人体功能状态和亚健康评估的研究中。

第三节　心理亚健康检测技术

心理亚健康是指个体在心理功能上处于健康与疾病之间的中间状态，表现为情绪波动、认知功能下降、社会适应能力减弱等症状。随着现代社会生活节奏的加快和工作压力的增加，心理亚健康问题日益普遍，已成为影响人们生活质量的重要因素。心理亚健康可能进一步诱发或加重躯体疾病，因此对其早期检测和干预具有重要意义。

心理亚健康的检测与评估需要结合多学科的理论和方法，其中中医情志理论为心理亚健康的评估和调理提供了独特的视角和方法体系。中医认为，情志活动与脏腑功能密切相关，情志失调可导致气血运行失常，进而引发身心疾病。因此，通过中医情志理论指导下的检测技术，可以更全面地评估心理亚健康状态，并为其调理提供科学依据。

一、中医情志理论与心理健康

1. 中医情志理论概述

中医情志理论是中医学体系中的重要组成部分，其核心观点认为情志活动与人体脏腑功能密切相关，情志的平衡与否直接影响身心健康。情志，即"七情"，包括喜、怒、忧、思、悲、恐、惊七种基本情绪。中医认为，情志活动是人体对外界环境变化的正常反应，但若情志过激或长期失调，则会导致脏腑气血功能紊乱，进而引发疾病。

《黄帝内经》中提出"怒伤肝、喜伤心、思伤脾、忧伤肺、恐伤肾"的理论，阐明了情志与脏腑之间的对应关系。

2. 情志与心理健康的关系

心理健康是指个体在认知、情感、行为等方面的协调状态，能够适应社会环境并实现自我价值。中医情志理论认为，情志活动是心理活动的外在表现，其平衡与否直接反映心理健康的状况。情志失调不仅会导致心理亚健康状态，还可能进一步诱发躯体疾病。

现代心理学研究也表明，情绪与心理健康密切相关。长期的情绪压力会导致神经内分泌系统紊乱，进而影响免疫功能和器官功能。例如，焦虑和抑郁情绪与心血管疾病、消化系统疾病的发生密切相关。中医情志理论与现代心理学的观点相互印证，为心理健康的评估和干预提供了理论支持。

3. 情志失调的表现与分类

情志失调是指七情活动超出正常范围，导致脏腑功能紊乱的状态。根据中医理论，情志失调可分为以下几类。

情志过激：指情绪反应过于强烈或持续时间过长，如过度愤怒、过度悲伤等。

情志不足：指情绪反应过于淡漠或缺乏，如长期情绪低落、兴趣丧失等。

情志错乱：指情绪反应与外界刺激不匹配，如无故恐惧、过度猜疑等。

情志失调的表现多种多样，常见的症状包括情绪波动、失眠多梦、注意力不集中、记忆力减退、社交回避等。这些症状不仅影响个体的心理健康，还可能进一步导致躯体疾病的发生。

4. 中医情志理论与心理亚健康的关联

中医情志理论认为，心理亚健康的核心病机是情志失调导致的气血运行失常和脏腑功能紊乱。

例如，长期的工作压力可能导致肝气郁结，表现为情绪烦躁、易怒、胸胁胀痛；过度的思虑则可能损伤脾胃，引起食欲不振、消化不良等症状。这些症状既是心理亚健康的表现，也是情志失调的结果。因此，通过调节情志活动，可以改善心理亚健康状态，预防疾病的发生。

5. 中医情志理论在心理健康评估中的应用

中医情志理论为心理健康的评估提供了独特的视角和方法。传统的中医诊断方法，如望、闻、问、切，可以通过观察患者的面色、舌象、脉象等，判断其情志状态及脏腑功能。例如，面色青紫、舌质暗红、脉弦细可能提示肝气郁结；面色萎黄、舌淡苔白、脉弱可能提示心脾两虚。

现代中医心理学结合了传统理论与现代技术，开发了一系列基于情志理论的心理健康评估工具。例如，中医情志量表通过量化评估个体的情绪状态，为心理亚健康的诊断提供科学依据。此外，中医情志理论还指导了多种心理干预方法，如情志疏导、音乐疗法、针灸疗法等，为心理健康的维护和促进提供了有效手段。

6. 中医情志理论的现代意义

在现代社会，心理亚健康问题日益普遍，已成为影响人们生活质量的重要因素。中医情志理论以其整体观和辨证论治的特点，为心理健康的评估和干预提供了独特的思路和方法。通过调节情志活动，可以改善心理亚健康状态，预防疾病的发生。

例如，针对肝气郁结的患者，可以采用疏肝解郁的方法，如针灸太冲穴、服用逍遥散等；针对心脾两虚的患者，可以采用补益心脾的方法，如服用归脾汤、进行艾灸治疗等。这些方法不仅能够缓解心理亚健康症状，还能调节脏腑功能，促进身心健康。

二、情志失调的健康检测与调理

1. 情志失调的健康检测方法

情志失调的健康检测需要结合中医传统诊断方法和现代心理评估技术，全面评估个体的情志状态及脏腑功能。常用的检测方法如下。

中医四诊法：通过望、闻、问、切四诊合参，判断情志失调的类型及脏腑功能状态。

心理量表评估：使用中医情志量表、焦虑自评量表（SAS）、抑郁自评量表（SDS）等工具，量化评估个体的情绪状态。

生理指标检测：通过心率变异性（HRV）、皮质醇水平等生理指标，评估情志失调对机体的影响。

2. 情志失调的调理方法

情志失调的调理需要结合中医整体观和辨证论治的原则，采用综合干预措施，包括药物治疗、非药物治疗及生活方式调整。

（1）药物治疗　根据情志失调的类型及脏腑功能状态，选择相应的中药方剂进行调理。

肝气郁结：常用逍遥散、柴胡疏肝散等疏肝解郁。

心脾两虚：常用归脾汤、补中益气汤等补益心脾。

肾虚惊恐：常用六味地黄丸、金匮肾气丸等补肾安神。

（2）非药物治疗

针灸疗法：通过针刺特定穴位，调节气血运行，改善情志失调。例如，针刺太冲穴疏肝解郁，针刺内关穴宁心安神。

推拿疗法：通过推拿手法，放松身心，缓解情志失调引起的躯体症状。

音乐疗法：利用音乐调节情绪，改善心理状态。例如，舒缓的音乐有助于缓解焦虑，激昂的音乐有助于振奋情绪。

（3）生活方式调整

饮食调理：根据情志失调的类型，选择适宜的食物进行调理。例如，肝气郁结者宜多食疏肝理气的食物，如柑橘、玫瑰花；心脾两虚者宜多食补益心脾的食物，如红枣、山药。

运动调理：通过适度的运动，调节气血运行，改善情志失调。例如，太极拳、八段锦等传统运动有助于调节情绪，缓解压力。

心理疏导：通过心理咨询、团体辅导等方式，帮助个体调整心态，改善情志失调。

3. 情志失调调理的注意事项

个体化调理：根据个体的情志失调类型及脏腑功能状态，制定个性化的调理方案。

综合干预：采用药物、非药物及生活方式调整相结合的综合干预措施，提高调理效果。

长期坚持：情志失调的调理需要长期坚持，逐步改善情志状态及脏腑功能。

第四节　亚健康相关量表评估

目前，亚健康的测评在很大程度上依赖于就诊者的主观陈述，这种依靠主观症状来评定亚健康状态的方式会因为就诊者个体感觉的差异性和评定人员询问方式和理解程度上的不同而对其症状特点及程度的评定有所差异。此外，由于亚健康的症状表现多具有非特异性和多维性，如疼痛、疲劳、有关睡眠异常的表现及一些心理症状等，评定时，应该考虑症状的多维性。以疲劳症状为例，有些人的疲劳表现为四肢的无力，有些人表现为肌肉的酸痛，有些人表现为精神的困倦，有些人表现为思维上的迟缓等，即有躯体疲劳和精神疲劳的不同表现特征。但在临床上，患者就诊时可能都会用"疲劳"一词表达自己的上述主观感觉。评定时，单以"疲劳"来描述并以症状在某一时段的出现频次及患者自陈的主观感受来评定其轻、中、重，显然不能满足其多维的特质，从而影响对该症状的合理评定及有效干预。而量表为这些主观自陈症状的评定提供了较为合理的方法。因为，量表具有数量化、规范化、细致化、客观化的特点，量表的陈述式问答及多维结构能比较客观地反映这些症状的主观性、多维性的特质。同时，量表在实施、计分和分数解释过程中的一致性，减少了主试和被试的随意性程度，尽可能地控制和减少了误差，为测量上述症状的性质和程度提供了较为客观、科学的方法，所以量表已成为亚健康症状评估的重要工具。

下面就量表的基本知识及国际国内通用的量表在亚健康症状评估中的作用作具体阐述。

一、量表的概念

1. 量表的基本概念

量表（scale），表示数量的概念（如尺度、标度、刻度、等级、比例尺）。人们在评价或比较事物时，常常划分若干等级，如最好、很好、比较好、一般、较差、很差、最差等。将这种方法规范化、标准化并应用于心理测试，便形成了评定量表。

在心理测量学中，评定量表作为一种测量工具，用于量化观察所得的印象，是心理卫生评估中收集资料的重要手段之一。

2. 量表的内容

一个规范的评定量表通常包括以下内容。

（1）**名称**　包括量表的种类、编制者、测验目的等。例如，90 项症状自评量表（SCL-90）和 Zung 氏抑郁自评量表（SDS）。

（2）**项目**　每一个量表中，都包括若干条目。每一条称为一项，量表项目是编制者根据理论构想或经验，参考其他量表来选定的。项目内容应反映测验概念的某些特征，一般以 20项为宜，不宜太多。过少不能充分反映病情；过多，则检查和评定时间太长，不符合经济原则。评定用症状量表必须有特异性症状和非特异性症状两方面的内容。

（3）**项目定义**　每个项目应有明确的定义，即在这一项目下，评定的是何种病理心理现象。项目定义用于指导该项目的测量和评价。统一的正确定义，可保证评定员评估的一致性。

（4）**项目分级** 量表中的项目需依据内容划分若干等级，例如SCL-90采用1～5级的五级评分，Zung氏抑郁自评量表采用1～4级的四级评分。分级数量直接影响量表项目的敏感性：分级过多时，分级标准难以掌握，导致评定者之间的一致性降低；分级过少时，则可能削弱测验的敏感性。因此，自评量表的分级通常控制在3～5级，而专业人员使用的评定量表可根据需要适当增加分级数量。

（5）**评定标准** 量表项目的评分需给出明确标准，以指导评定操作。项目标准可根据症状的严重程度、持续时间或发生频度等确定，且应便于实际操作。评分标准主要有两种：一是基于症状严重度，二是基于症状持续时间，也可将两者结合。例如，汉密尔顿抑郁量表（HAMD）主要依据症状严重度评分，而SDS则依据症状持续时间评分。

理想的评分标准应具备操作性，如HAMD中"心境抑郁"项目，仅在问及时诉述抑郁评1分，主动报告抑郁评2分，无需言语即可觉察抑郁评3分，检查全程明显抑郁评4分，此类标准清晰明确，可最大程度减少评分差异。然而部分量表采用非操作性标准，如汉密尔顿焦虑量表（HAMA）：症状不存在评0分，轻度1分，中度2分，重度3分，严重4分。此类标准需评定者结合临床经验，通过与一般患者对比，对具体患者的症状严重程度作出判断。

3. 量表的形式及分类

（1）**根据量表的功能** 分为特征描述性量表和诊断性量表。

（2）**根据量表评定的内容** 分为智力评定、人格测验、心理健康状态评定、行为功能测试、情绪障碍评定、生活质量评定等。

（3）**根据量表的评定方式** 分为自评量表（由被试者自行评定）与他评量表（由专业人员评定），观察量表与检查量表等。

（4）**根据量表评定对象的年龄** 分为成人量表、儿童量表和老人量表。

（5）**根据量表评定的病种** 分为抑郁量表、焦虑量表、躁狂量表等。

（6）**根据量表项目的编排方式** 分为数字评定量表、描述评定量表、标准评定量表、抑郁筛查量表、强迫选择量表。数字评定量表是提供一个定义好的数字序列，由评定者给受评者的行为确定数值等级；描述评定量表是对所评定的行为提供一组有顺序性的文字描述，由评定者选出一个适合受评者的描述；标准评定量表是呈现一组评定标准让评定者判断受评者；抑郁筛查量表是提供一个由许多形容词、名词和陈述句构成的一览表，评定者将表中所列与受评者的行为逐一对照，将适合受评者行为特征的项目挑选出来，最后对结果加以分析；强迫选择量表是评定者在各项目中强迫选择一种与受评者状况最接近的情况。

4. 量表质量的评价指标

量表的质量主要从信度和效度两个方面来衡量。

（1）**信度（reliability）** 即可靠性，指量表本身的稳定性及可重复性，是对测量一致性程度的估计，它代表反复测量结果的接近程度。

信度的种类主要有以下几种。

① 重测信度：也称稳定系数，是一组被试者在不同时间用同一测验测量两次（两次测量间隔一段时间），两次测验分数的相关系数。

② 复本信度：又称等同测验信度，当同一测验备有两份内容、形式、难度等同的量表时

（如等同或平行测验 A 和 B），可将被试者分为两组，一组先做 A 测验，再做 B 测验，另一组先做 B 测验，然后再做 A 测验，然后计算两次测验分数的相关系数。但这种方法的编制成本高，难以保证 A、B 测验的等同。

③ 内部一致性信度：测验既无复本，也不可能重复测量时，常用内在一致性系数来估计测验的信度。该系数反映的是测验内部的一致性，即项目同质性。当被试者在同一测验里表现出跨项目的一致性时，就称测验具有项目同质性，也就是测验里各测题得分为正相关时，即为同质，反之，测验间相关为零则为异质。内部一致性信度的优点在于只需施测一次，就可以估计信度系数，省时省力。内部一致性信度系数一般也要比重测信度、复本信度所计算出的信度系数高。不足之处在于求分半信度时，分半的方法不同，估计出的信度系数就不同。而且，仅适用于同质性较高的量表，项目异质的人格测验，通常就不能用内在一致性系数来估计信度。还需注意许多问卷（或量表）测量的内容包括几个领域，宜分别对其估算信度系数，否则整个问卷（或量表）的内部一致性较低。

此外，在症状量表中，常可用评分者信度来估计量表的信度，其检测方法如下。

联合检查法（或检查者-观察者法）：由两位或更多的评定员，同时检查患者，其中一人作为检查者，其余为观察者。然后，分别独立评分，最后比较评分结果，统计分析各检查者之间评分的一致性和相关性。如果量表评定的结果是可以重复的，那么在同一场合，观察到相同的结果，应该得到相同的评分。在症状量表中，联合检查法是最常用的检验信度的方法，也是训练评定员的重要方法之一。

一般要求在两位受过训练的评分者之间平均一致性达 0.90 以上，才认为评分是客观的。当多个评分者评定多个对象，并以等级法记分时，可采用肯德尔和谐系数作为评分者信度的估计。

（2）效度（validity） 即真实性，指量表的评定结果能否符合编制的目的，以及符合的良好程度。就症状量表而言，主要是指评分结果能否反映病情的严重程度及其变化。通常分为以下几种类型。

① 内容效度：其内容是否符合量表所试图检测的要求。如焦虑量表，看其是否包括了精神性、运动性及躯体性焦虑这三方面。在每一方面中，是否包括了常见的和重要的症状项目。此外，每一项目的定义是否合理，是否符合通行的学术观点。

② 平行效度：其一为与临床判断相比较（经验效度），其二为与公认的其他同类量表评定结果相比较。以某抑郁量表为例，可通过比较临床医生对抑郁程度的评价与量表评分的一致性；分析临床判断的疗效与治疗前后量表评分差值的相关性；同时对患者进行 HAMA 评定，比较两种量表得分的相关性等方式验证。

对于诊断量表，通常以敏感性和特异性作为效度指标。若将其评定结果与"金标准"对比，所得结果则称为标准效度或校对效度。

③ 结构效度：医学测量的许多概念和特征，如生命质量等，不能直接进行观测但可以从一系列相关的能够直接测量的行为和现象中得以体现。这些名词代表了科学家们对一些相关事物的抽象概括和总结，在心理学界被称为"结构"。结构效度就是根据理论推测的"结构"与具体行为和现象间的关系，判断测量该"结构"的问卷，能否反映此种联系。其评价分为两步，首先是提出结构假设，然后对结构假设进行验证。

此外，还要考虑量表及其内容的可接受性（特别是引入国外量表时）。

二、亚健康的症状表现及量表评估

目前国际、国内通用的一些评定疲劳、心理、睡眠及生存质量等的量表，可以作为亚健康主观症状评定的工具。

（一）疲劳症状及其评定

疲劳是亚健康状态的常见表现，同时也是许多躯体性和精神性疾病的常见症状，因此，在将疲劳作为亚健康状态评定时，应首先注意排除可能导致各种疲劳的疾病。

尽管疲劳症状概念的模糊性及多维性为其评定和合理干预带来了困难，但鉴于疲劳症状对生活质量的严重影响，目前对该症状的合理评定越来越受到临床医生和亚健康评定人员的重视。现有对疲劳评定的方法，包括通过对客观指标的检测及主观感受的评定来判断疲劳状况。

1. 客观评定法

（1）生理反应测试法　通过频谱分析和波幅分析（主要检测肌肉疲劳）、膝腱反射机能（测试肌肉力量和疲劳度）、闪光融合频率（通过被试者视觉反应计算闪频值，以度量疲劳程度）、反应时及 Blink 值（即看清圆盘上等距离的 4 个黑球每分钟最大转数，根据其降低值度量疲劳程度）等评定疲劳状况。

（2）生化法　通过检查被试者的血液、尿液、汗液、唾液等中某些成分如超氧化物歧化酶（SOD）、纤维蛋白产物、微量元素等的变化来判定疲劳状况。

这些客观指标侧重于评定疲劳者的机能状态，不能反映出疲劳的主观性和多维性的特质。

2. 主观评定法

主观评定疲劳的方法包括研究患者的疲劳日志、面对面交谈及问卷等。鉴于问卷具有方便、简洁、经济的特点，且能通过自评形式反映患者的主观表现，有关疲劳量表或问卷的研究工作逐步开展。目前存在针对某一患病人群的专用疲劳量表或问卷，也有融入生活质量评估的疲劳分问卷。

国外较常用的疲劳量表包括 Lauren 等研制的疲劳严重程度量表（FSS）、英国皇家医院 Trudie Chalder 等研制的 FS-14（Fatigue Scale-14）疲劳量表、阿姆斯特丹大学医院的 24 条 Checklist Individual Strength（CIS）疲劳问卷、C.Ray 等人创建的 PFRS 量表，以及美国精神行为科学研究室 E.Josoph 基于 9 条目疲劳严重程度量表扩展形成的 29 项疲劳评定量表（FAI）等。国内学者王天芳教授等在十余年运用疲劳量表评定疲劳程度、特征及干预效果的基础上，遵循量表研究规范，研制了适合中国文化背景的疲劳自评量表，并完成信度与效度验证。国内临床与研究中较常引用疲劳自评量表及相关问卷（具体量表参见附录 1），这些工具可用于亚健康状态下的疲劳测评。

（二）疼痛症状及其评定量表

疼痛是亚健康的常见表现之一，其原因多样且发生部位广泛，不同部位的疼痛特征存在差异。每个人对疼痛的感受存在个体差异性，导致对疼痛程度的描述也各不相同，因此，在评定该症状时可借助量表形式，通过特定测评指标（量表条目）对疼痛的性质、程度及干预效果进行评定。

目前，临床上具有代表性的疼痛评估量表包括数字评估量表、描述量表、行为量表等。

1. 视觉模拟评分（VAS）疼痛量表

VAS 疼痛量表是一种直观且广泛使用的疼痛评估工具。该量表通常采用一条长度为 10cm 的直线，两端分别标注"0"和"10"两个极端值。其中，"0"表示"无痛"，"10"表示"最剧烈的疼痛"。被试者根据自身对疼痛的主观感受，在直线上标记出相应的位置，评分者通过测量标记点与"0"端之间的距离来确定疼痛的强度。

2. 描述疼痛量表

描述疼痛量表是一种基于语言描述的疼痛评估工具，通过将疼痛程度分为若干等级，帮助被试者更直观地表达自身的疼痛感受。该量表通常采用 0～5 六级评分法，具体分级及其定义如下。

0 分：无痛——被试者无任何疼痛感受。

1 分：轻度疼痛——疼痛程度较轻，可以忍受，不影响正常生活和睡眠。

2 分：中度疼痛——疼痛程度中等，对睡眠有一定影响，可能需要使用止痛药缓解症状。

3 分：重度疼痛——疼痛程度较重，显著影响睡眠，需要使用麻醉类止痛剂才能缓解。

4 分：剧烈疼痛——疼痛程度非常严重，严重影响睡眠，并伴有其他不适症状（如恶心、头晕等）。

5 分：无法忍受的疼痛——疼痛程度达到极限，完全无法忍受，严重影响睡眠和日常生活，并伴有明显的其他症状。

3. 长海痛尺

长海痛尺由第二军医大学长海医院赵继军等人研制，其设计借鉴了 VAS 疼痛量表及描述疼痛量表，是将数字评分与语言描述相结合的疼痛评定工具。该痛尺既克服了数字疼痛量表因抽象性导致个体理解差异大、评分随意的不足，又弥补了描述疼痛量表分度不够精确、患者难以找到对应评分的问题。如图 3-1 所示。

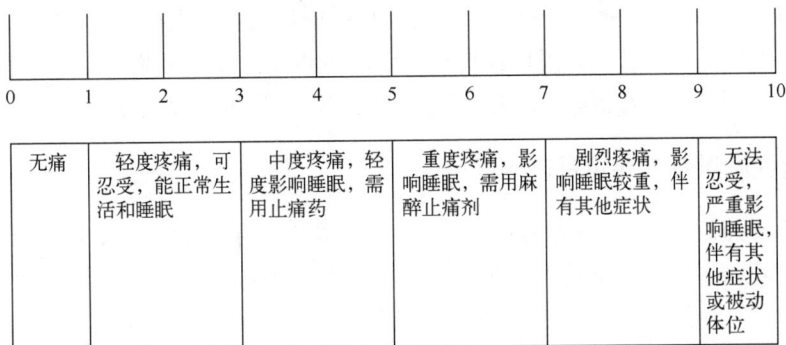

无痛	轻度疼痛，可忍受，能正常生活和睡眠	中度疼痛，轻度影响睡眠，需用止痛药	重度疼痛，影响睡眠，需用麻醉止痛剂	剧烈疼痛，影响睡眠较重，伴有其他症状	无法忍受，严重影响睡眠，伴有其他症状或被动体位

图 3-1　长海痛尺

（三）心理症状及其评定量表

焦虑与抑郁情绪是亚健康状态的常见表现，评定时可借鉴国内外常用的焦虑、抑郁评定量表。这些量表不仅能帮助评定者了解个体的负性情绪状态及程度，还可作为鉴别精神性疾病与亚健康状态的参考工具。

1. 焦虑自评量表（SAS）

焦虑自评量表（SAS）由 Zung 于 1971 年编制，是包含 20 个项目的自评量表，主要用于评定受试者的焦虑主观感受。此量表简便易用，应用较为广泛。

SAS 采用四级评分，受试者需在每个题后的 4 个选项（A.没有或很少时间有；B.小部分时间有；C.相当多时间有；D.绝大部分或全部时间有）中选择最符合自己最近一周情况的选项，分别计 1、2、3、4 分。需注意，第 5、9、13、17、19 条项目需反向计分，即选项 A 至 D 分别计 4、3、2、1 分。例如第 9 条"我觉得心平气和，并且容易安静坐着"，若选 A 则计 4 分，选 B 计 3 分，选 C 计 2 分，选 D 计 1 分。将 20 个项目得分相加得到初分，再乘以 1.25 并四舍五入取整数，即为标准分。标准分临界值为 50，分数越高，焦虑倾向越明显。具体量表参见本书后附录 2。

2. 汉密尔顿抑郁量表（HAMD）

汉密尔顿抑郁量表（HAMD）由 Hamilton 于 1960 年编制，作为评定抑郁状态最广泛且常用的量表，适用于有抑郁症状表现的成人。该量表包含 7 个方面，分别从不同维度反映抑郁症状的多方面表现。

（1）**焦虑/躯体化**　包括精神性焦虑、躯体性焦虑、胃肠道症状、疑病和自知力等项目。

（2）**体重**　通过体重变化评估抑郁对生理功能的影响。

（3）**认知障碍**　包括罪恶感、自杀倾向、激越、人格解体、偏执症状和强迫症状等项目。

（4）**日夜变化**　评估抑郁症状在一天中的波动情况。

（5）**迟缓**　包括抑郁情绪、工作和兴趣减退、行动迟缓及性症状等项目。

（6）**睡眠障碍**　评估入睡困难、睡眠不深和早醒等睡眠问题。

（7）**绝望感**　包括能力减退感、绝望感和自卑感等项目。

汉密尔顿抑郁量表有 17 项、21 项和 24 项 3 种版本。这项量表由经过培训的两名评定者对患者进行 HAMD 联合检查，一般采用交谈与观察的方式，检查结束后，两名评定者分别独立评分；在治疗前后进行评分，可以评价病情的严重程度及治疗效果。采用 0～4 分五级评分法，部分项目采用 0～2 分三级评分法。具体量表和评分标准参见附录 3。

（四）睡眠质量及其评定量表

睡眠质量涵盖睡眠的质与量两部分，亚健康人群普遍存在不同程度的睡眠质量问题，其表现因个体差异而多样，可采用匹兹堡睡眠质量指数（PSQI）量化评定不同亚健康人群的睡眠质量。

匹兹堡睡眠质量指数（pittsburgh sleep quality index，PSQI）由 Buysse 等 1989 年编制，是一款睡眠质量自评量表。因其操作简便、信效度高，且与多导睡眠脑电图测试结果具有较高相关性，已成为国外精神科临床评定的常用工具。

该量表用于评估测试对象最近 1 个月的睡眠质量，由 18 个条目构成 7 个成分，包括睡眠质量、入睡时间、睡眠时间、睡眠效率、睡眠障碍、催眠药物、日间功能障碍。每个成分按 0～3 级计分，累计各成分得分即 PSQI 总分（范围 0～21 分），得分越高表明睡眠质量越差。

匹兹堡睡眠质量指数的具体评分可参照相关心理评定量表手册，量表详见附录 4。

（五）生活质量及其评定量表

亚健康人群的诸多不适症状严重影响生活质量，尽管目前对生活质量评价的定义尚未统一，但普遍认为与健康相关的生活质量应涵盖多个维度，一般包括生理功能、心理状态、社会交往和躯体感受。评定生活质量需借助测量工具，其中健康状况调查问卷 SF-36 便是国际上常用的生活质量标准化测量工具之一。SF-36 又称简化 36 医疗结局研究量表（MOS SF-36），由美国波士顿健康研究所研制，是一款简明健康调查问卷。该问卷最初为人群调查或健康政策评价研究设计，作为总体健康参数，现也广泛应用于临床实践、医学研究及疾病相关结局测量。问卷包含 36 个条目，涉及躯体健康和精神健康两大方面，为适应我国人群特征，方积乾等学者研制了中文版 SF-36。

中文版 SF-36 包括八个分量表：

（1）**生理功能**（physical functioning，PF） 评估健康状况是否妨碍了正常的生理活动。

（2）**生理职能**（role-physical，RP） 评估因生理健康问题导致的日常职能限制。

（3）**躯体疼痛**（bodily pain，BP） 评估疼痛程度及其对日常活动的影响。

（4）**总体健康**（general health，GH） 评估个体对自身健康状况及其发展趋势的主观评价。

（5）**活力**（vitality，VT） 评估个体对自身活力和疲劳程度的主观感受。

（6）**社会功能**（social functioning，SF） 评估生理和心理问题对社会活动数量和质量的影响。

（7）**情感职能**（role-emotional，RE） 评估情感问题导致的日常职能限制。

（8）**精神健康**（mental health，MH） 评估激励、压抑、行为和情感失控等心理状态。

SF-36 的评分方法较为复杂，具体评分方法和标准可参考相关的心理评定量表手册。SF-36 量表参见附录 5。

📖 知识链接

亚健康检测与评估的关键技术
——探索亚健康评估的前沿技术与应用

亚健康状态的检测与评估是健康管理的重要环节，精准的评估技术能够为早期干预提供科学依据。下面将介绍一系列关键技术，帮助你全面了解亚健康检测与评估的最新进展。

（1）中医四诊合参　结合望、闻、问、切四诊，全面评估个体的整体状态，尤其适用于亚健康的早期筛查。

（2）代谢组学分析　通过检测血液、尿液等生物样本中的代谢物，评估机体的代谢状态，发现亚健康的潜在代谢异常。

（3）基因组学检测　通过基因测序技术，分析个体的遗传易感性，预测亚健康风险，为个性化健康管理提供依据。

（4）心理量表评估　使用焦虑自评量表（SAS）、抑郁自评量表（SDS）等工具，评估心理状态，发现潜在的心理亚健康问题。

（5）功能影像学技术　运用功能磁共振成像（fMRI）、正电子发射断层成像（PET）等技术，评估大脑及内脏器官的功能状态。

（6）生物电检测技术　通过生物电检测设备，评估机体的能量代谢状态及器官功能，发现亚健康的潜在生理异常。

（7）免疫学检测　通过检测免疫细胞活性及炎症因子水平，评估机体的免疫功能，发现亚健康的免疫异常。

（8）肠道菌群分析　通过检测肠道菌群的组成及功能，评估机体的微生态状态，发现亚健康的肠道菌群失调。

（9）可穿戴设备监测　通过智能手环、智能手表等设备，实时监测心率、睡眠、运动等数据，动态评估亚健康状态的变化趋势。

（10）大数据与人工智能分析　结合大数据与人工智能技术，整合多维度检测数据，构建亚健康风险评估模型，为精准干预提供依据。

这些技术从不同角度全面评估亚健康状态，结合传统医学与现代科技的优势，为亚健康的早期发现和干预提供了科学依据。通过理解这些技术的原理和应用场景，我们能够更深入地认识亚健康状态，制定个性化的健康管理方案，从而引导更加积极、健康的生活。

本章小结

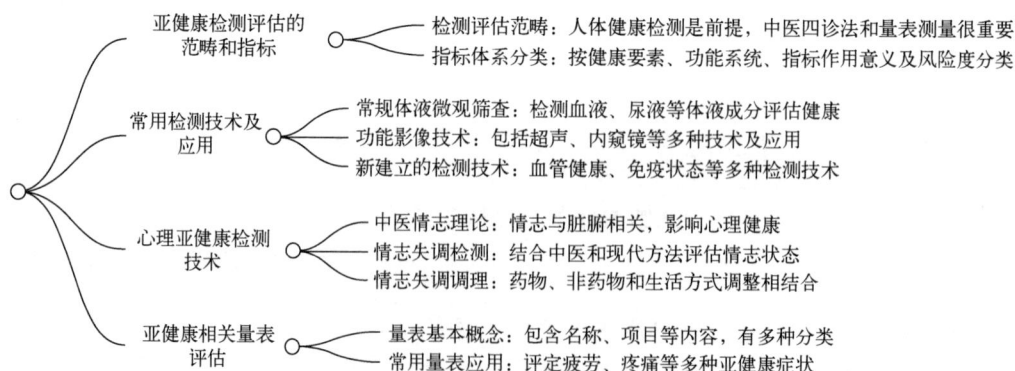

1. 以下不属于亚健康检测评估的基本范畴的是（　　　）。

A. 人体健康检测与评估　　　　　　　　B. 中医四诊和辨证的分类方法

C. 单一的生理指标测量　　　　　　　　D. 量表和问卷测量

E. 现代医学检测技术和设备

2. 按现代健康概念构成要素分类，以下属于心理指标评价体系的是（　　　）。

A. 血压测量　　　　　　　　　　　　　B. 情绪状态评估

C. 社会交往能力评估　　　　　　　　　D. 器官功能指标检测

E. 身体形态测量

3. 下列技术不属于功能影像技术的是（　　　）。

A. 血液代谢性指标检查　　　　　　　　B. 超声影像技术

C. 放射影像检查　　　　　　　　　　　D. 电子内窥镜检查

E. 核医学影像检查

4. 用于评估早期动脉硬化及其病程进展的安全、标准化且有效的方法是（　　　）。

A. 脉搏波传导时间测量法　　　　　　　B. 颈动脉内中膜厚度测量

C. 动脉压波形分析法　　　　　　　　　D. 动脉血管腔径和膨胀性直接测量法

E. 血管内皮功能检测

5. 关于生物节律的特性，以下说法错误的是（　　　）。

A. 具有内源性，由机体内部固有机构控制

B. 具有遗传性，由生物钟基因决定

C. 温度补偿性是指其周期等不受任何温度变化影响

D. 对环境变化具有适应性，包括同步性、相位改变适应性等

E. 近日节律周期范围在 20～28 小时之间

6. 中医情志理论中，过度愤怒会导致（　　　）。

A. 心气不足　　　　B. 肝气郁结　　　　C. 脾胃虚弱　　　　D. 肺气不宣

E. 肾精亏虚

7. 以下属于自评量表的是（　　　）。

A. 汉密尔顿抑郁量表　　　　　　　　　B. 焦虑自评量表

C. 长海痛尺　　　　　　　　　　　　　D. 汉密尔顿焦虑量表

E. 儿童行为量表

8. 测量脉搏波传导时间的方法中，当前应用最广泛的大动脉弹性测量方法是（　　　）。

A. 肱动脉压袖套法　　　　　　　　　　B. 动脉压波形分析法

C. 脉搏波速率测量法　　　　　　　　　D. 指脉搏光体积描计法

E. 动脉血管腔径和膨胀性直接测量法

9. 在亚健康状态评定中，用于量化评定不同亚健康人群睡眠质量的量表是（　　　）。

A. 疲劳自评量表　　　　　　　　　　　B. 焦虑自评量表

C. 匹兹堡睡眠质量指数   D. 汉密尔顿抑郁量表

E. 健康状况调查问卷 SF-36

10.亚健康检测评估中，按指标作用意义及风险度分类，对人体各系统进行全面评价以判明当前健康综合状态的是（   ）。

A. 健康预测技术及指标体系   B. 疾病风险预警技术及指标体系

C. 疾病早期诊断技术及指标体系   D. 健康状态综合评价技术及指标体系

E. 社会适应性指标评价体系

第四章

健康管理与亚健康

学习目标

▶ **知识目标**

1. 掌握健康管理的现代概念、原则、分类、模式、实施步骤及相关技术，清晰明确其在不同领域的应用情况。

2. 掌握亚健康人群的健康管理方案，包括健康评估方法、干预措施、效果监测的具体内容。

3. 熟悉健康管理的分类、实施步骤及核心技术。

4. 了解亚健康状态与慢性非传染性疾病的关联，以及亚健康人群管理对慢性病防控的作用机制。

▶ **能力目标**

1. 能够运用健康管理的理论分析亚健康状态的形成原因，并制定相应的干预方案。

2. 具备根据亚健康人群的生理、心理特征，设计个性化健康管理计划的能力。

3. 能结合健康监测数据，评估干预效果并提出动态优化建议。

▶ **素质目标**

1. 培养职业关怀和责任感，提高沟通能力。

2. 培养独立思考能力，善于评估亚健康状态并提出合理干预措施。

3. 增强健康监测与评估意识，提高亚健康干预水平。

4. 培养正确的职业价值观，具有关爱生命、救死扶伤、科学探索的职业精神。

陈女士，38岁，某广告公司的创意总监。近几个月，她明显感觉自身状态欠佳。工作上，创意灵感枯竭，处理以往得心应手的项目时也力不从心，方案屡遭客户驳回。每日下班回家，身体疲惫不堪，连简单家务都无力顾及。生活里，陈女士情绪波动极大，极易焦虑烦躁，常因小事对家人发火，导致家庭关系紧张。睡眠质量严重下滑，入睡困难，即便睡着也多梦易醒。饮食方面，为节省时间常吃外卖，且口味偏好辛辣油腻。此外，陈女士发现自己皮肤暗沉长痘，免疫力也大幅降低。以往甚少生病，如今却频繁感冒，且恢复时间变长。去医院进行全面检查，各项指标均处于正常范围，可身体不适依旧，这令陈女士十分困扰。

问题：陈女士的情况属于典型亚健康状态。请分析针对她的状况实施综合干预的意义，并阐述制定综合干预方案应遵循的原则。

第一节　健康管理基础

在当今社会，随着人们生活水平的提高和对健康关注度的不断上升，健康管理的概念也在持续演变和丰富。健康管理已不再局限于传统的疾病预防和治疗，而是涵盖了更广泛的领域，融合了多学科知识和先进技术，形成了一套全面、系统且个性化的健康维护与促进体系。

一、健康管理的现代概念

健康管理的现代概念是以个体为核心，以健康为导向，运用管理学理论与方法，对个体或群体健康开展全面监测、分析、评估，提供健康咨询与指导，并对健康危险因素加以干预。它打破传统医学仅聚焦疾病治疗的局限，将范畴延伸至疾病预防、病程管理及病后康复等阶段。

现代健康管理强调全方位健康，涵盖生理、心理、社会适应及道德健康。以职场人士为例，综合考量其工作压力、作息与运动习惯，以及可能引发的心理和人际关系问题，从多维度评估健康风险，为个性化方案制定提供科学依据。

（1）**健康监测是基础**　在现代健康管理中，借助可穿戴设备及手机应用，实现日常化及健康数据收集，运用融合多学科知识的模型与方法，综合分析预测疾病风险，评估生活方式与环境因素影响。大数据与机器学习算法能精准预测慢性疾病概率，为个性化管理提供有力支撑。长期追踪以洞察健康指标变化，早期发现隐患。远程监测系统助力慢性病管理，如高血压患者通过电子血压计上传数据，方便医生调整方案。

（2）**健康干预是核心**　包含生活方式、营养、运动、心理、中医调理及药物等多种手段。

针对个体制定个性化饮食、运动计划，开展心理调适，如为肥胖且焦虑者定制综合方案。

（3）**健康促进为目标**　通过健康教育、政策推动及环境改善，提升个体健康并营造健康社会环境，引导公众形成健康生活方式。

（4）**多学科深度融合**　医学为其提供基础，确保健康信息准确，支撑评估与疾病预测；信息技术提升效率与精准度，大数据、云计算、人工智能及物联网发挥关键作用；心理学助力心理评估与干预，制定个性化方案；管理学优化资源配置，保障健康管理高效运行。

（5）**可多场景应用**　医疗机构提供涵盖疾病全周期的综合服务；社区关注居民健康，开展建档与健康活动；企业将其作为员工福利，提升员工健康与工作效率；学校致力于学生健康，建立档案、开展教育与活动。健康管理概念广泛应用，对高职院校学生而言，学习这一概念有助于掌握理论与实践知识，为投身该领域奠定基础。

二、健康管理的原则、分类

1. 健康管理的原则

（1）**以健康为核心导向**　传统医学多聚焦疾病诊疗，而健康管理是将重心由"疾病治疗"转移至"健康维护"。不局限于应对已出现的健康问题，而是凭借全面健康评估、风险预测及早期干预，促使个体在疾病发生前积极行动。秉持"预防优于治疗"理念，从生活方式、环境因素、心理状态等多维度构建全方位健康防护体系。

（2）**个性化与精准化并重**　个体间健康状况、遗传背景、生活方式及社会环境各异，健康管理务必突出个性化。借助基因检测、可穿戴设备、大数据分析等现代科技手段，精准评估个体健康风险，定制针对性干预方案。比如依据个体代谢特性规划饮食，参照心理状态给出压力管理建议。精准化健康管理既提升干预成效，又增强个体参与感与依从性。

（3）**生命周期全覆盖**　健康管理贯穿从出生至老年的全生命周期，并非针对特定年龄段。不同生命阶段健康需求与风险因素不同，需提供差异化服务。青少年侧重生长发育与心理健康，中年侧重慢性病预防，老年关注功能维护与生活质量提升。全生命周期管理保障健康的连续性与可持续性。

（4）**多维度深度整合**　健康管理范畴不仅包括身体健康，还涵盖心理、社会与环境等多维度。心理健康是整体健康关键部分，长期不良心理状态会严重影响身体健康，故心理干预成为健康管理重要内容，如借助正念训练、心理咨询增强心理韧性。同时，社会环境（家庭支持、工作环境等）与自然环境（空气质量、居住条件等）对健康影响深远，也纳入健康管理考量。

（5）**科技驱动与数据赋能**　科技飞速发展促使健康管理迈向数字化、智能化。可穿戴设备、移动健康应用、远程医疗等技术为健康管理提供有力工具。通过实时监测心率、睡眠质量、运动量等健康数据，能及时察觉健康问题并干预。大数据与人工智能技术从海量数据中挖掘规律，为健康管理科学决策提供支持。

（6）**强调主动参与和自我管理**　个体主动参与是健康管理成功的关键。通过健康教育与行为干预，助力个体树立健康意识，掌握自我管理技能，如学会制定合理运动计划、选择健康饮食、科学管理压力等。只有个体深度参与，健康管理才能取得长期效果。

（7）**多学科协作及资源整合**　健康管理涉及医学、营养学、心理学、运动学等多学科领域，需多学科专业人员协同合作。医生负责疾病风险评估，营养师制定饮食方案，心理咨询师给予心理支持，运动教练设计锻炼计划。整合各方资源，为个体提供全面、高效的健康管理服务。

（8）**保障公平性与服务可及性**　健康管理应尽力覆盖全体人群，尤其是弱势群体。借助政策扶持与合理分配社会资源，确保人人享有基本健康管理服务。例如为低收入群体开展免费健康筛查，为偏远地区居民提供远程医疗服务等。

2. 健康管理的分类

在健康管理领域，科学合理的分类是制定有效管理策略的关键。依照不同标准与维度，健康管理可划分为多种类型，各类别在目标、方法及适用人群上各有特点。深入了解这些分类，有助于全面把握健康管理的内涵，为保障个人与群体健康提供有力支持。

（1）**按管理对象分类**　可分为个体健康管理和群体健康管理两大类。

① 个体健康管理：个体健康管理聚焦于个人健康状况，依据个体的遗传背景、生活习惯、健康风险因素等制定专属健康管理方案。实际操作时，健康管理师需全面收集个体信息，如家族病史、日常饮食偏好、运动频率、烟酒嗜好等。通过综合分析这些信息，评估个体患心血管疾病、糖尿病、癌症等慢性疾病的风险。

例如，针对有糖尿病家族史、长期高糖饮食且缺乏运动的个体，健康管理师会建议其调整饮食结构，增加蔬菜、水果与全谷物摄入，减少糖分和脂肪摄取；制定适宜的运动计划，如每周进行至少150分钟中等强度有氧运动（快走、慢跑等）及适量力量训练；定期安排血糖监测，以便及时察觉血糖异常并干预。

个体健康管理能充分考量个体特异性，提供高度定制化健康服务。但其对健康管理师专业能力要求高，且需投入较多时间精力。

② 群体健康管理：群体健康管理以特定群体为对象，如企业员工、社区居民、学校学生等。它侧重于从宏观层面实施健康干预，旨在提升整个群体的健康水平。健康管理机构或相关部门首先要对群体开展健康调查，收集年龄分布、职业特点、常见疾病发生率等数据。

以企业员工群体为例，若发现员工因长期伏案工作，颈肩腰腿痛和肥胖问题突出，健康管理团队可采取以下措施：在企业内举办健康讲座，普及正确坐姿与运动知识；建议企业设置健身区域，配备简易器材，鼓励员工工作间隙运动；与企业食堂合作，调整菜品结构，提供更多低油低盐、营养丰富的餐食。

群体健康管理可提高健康管理服务效率与覆盖面，降低整体健康风险。不过，实施过程中需兼顾群体内个体差异，使干预措施具备一定普适性。

（2）**按管理对象的健康状态分类**　可分为健康人群的健康管理、亚健康人群的健康管理和疾病人群的健康管理。

① 健康人群的健康管理：健康人群的健康管理重点在于预防疾病，维持和促进良好健康状态，核心是培养健康生活方式与习惯。为健康人群制定涵盖合理膳食、适量运动、戒烟限酒、心理平衡等方面的健康生活指南。

饮食上，建议遵循"食物多样、谷类为主"原则，确保每日摄入充足的蛋白质、碳水化合物、脂肪、维生素和矿物质。运动方面，鼓励每周进行150～300分钟中等强度有氧运动（如游泳、骑自行车），并结合适量力量训练，增强肌肉力量与骨骼密度。同时，关注心理健康，传授心理调适方法与技巧，帮助应对生活压力。

通过定期健康体检，及时发现潜在健康风险因素，采取相应预防措施，如接种疫苗预防传染病、补充特定营养素预防某些疾病。

② 亚健康人群的健康管理：亚健康人群处于健康与疾病的过渡状态，身体无明确疾病，但存在疲劳、失眠、焦虑、免疫力下降等不适症状。对于这类人群，健康管理的关键是找出导致亚健康的原因并针对性干预。

如有人因长期高强度工作压力，出现精神紧张、失眠和免疫力下降等症状，可以建议其调整工作节奏，合理安排休息时间，运用冥想、深呼吸等放松技巧缓解精神压力。饮食上，适当增加富含维生素B、维生素C和矿物质的食物，改善身体机能。依据个人情况制定运动计划，逐步增加运动量，提升身体素质与免疫力。此外，还可借助针灸、推拿、艾灸等中医调理方法，调节身体气血运行与脏腑功能，助力恢复健康。

③ 疾病人群的健康管理：疾病人群的健康管理是在疾病治疗基础上，通过综合措施提高治疗效果，预防并发症，促进康复，提升生活质量。需要与医疗团队紧密合作，根据患者病情与治疗方案，制定个性化健康管理计划。

以糖尿病患者为例，除配合医生药物治疗外，还应指导患者进行饮食管理，严格控制碳水化合物的摄入量，合理分配三餐热量；制定适合患者身体状况的运动计划，如餐后散步、打太极拳等，辅助控制血糖。同时，监测患者血糖、血压、血脂等指标，适时调整健康管理方案。对于慢性病患者，还会提供心理支持与健康教育，帮助患者正确认识疾病，积极配合治疗，提升自我管理能力。

（3）按管理的手段分类 健康管理按管理手段可分为生活方式管理、疾病管理、营养管理、运动管理、心理管理五种管理方法，这些方法从不同的维度和侧重点对个体的健康进行管理，共同构成了较为全面的健康管理体系。

① 生活方式管理：生活方式管理是健康管理的基础与核心，旨在改变个体不良生活习惯，促进健康。主要涵盖饮食、运动、睡眠、吸烟、饮酒等方面的管理。

饮食管理方面，可依据个体身体状况、年龄、性别、职业等因素，制定个性化饮食计划，如对于肥胖人群，建议减少高热量、高脂肪食物摄入，增加膳食纤维摄取，多吃蔬菜、水果、全谷物。运动管理则根据个体运动能力与健康状况，制定合理运动方案，如老年人或慢性病患者适合低强度、安全性高的运动，如散步、瑜伽；年轻人且身体健康者，可进行高强度间歇训练等，提升运动效果。睡眠管理同样重要，引导个体养成良好睡眠习惯，如保持规律作息、营造舒适睡眠环境。对于吸烟、饮酒人群，开展戒烟限酒健康教育，提供戒烟方法与戒酒建议，降低不良习惯对健康的危害。

② 疾病管理：疾病管理主要针对慢性疾病患者，通过整合医疗资源、协调医疗服务，对疾病进行全程管理，以降低疾病负担，提高患者生活质量。疾病管理通常包括疾病诊断、治疗、康复和预防等环节。

以高血压患者为例，疾病管理团队会为患者建立健康档案，记录基本信息、病情变化、治疗方案等。定期随访患者，监测血压变化，评估治疗效果。根据血压控制情况，调整治疗药物剂量或种类。同时，为患者开展健康教育，使其了解高血压危害、治疗方法与自我管理要点，如定期测血压、合理饮食、适量运动等。

疾病管理强调多学科协作，需要医生、护士、健康管理师、营养师等专业人员共同参与，为患者提供全面、系统的健康管理服务。

③ 营养管理：营养管理专注于通过合理饮食与营养补充，满足个体营养需求，预防和改善营养相关疾病。首先对个体进行营养评估，了解其饮食习惯、营养摄入情况、身体营养状况等，然后为其制定专业的营养管理方法。

对于孕妇，可根据孕期不同阶段，制定相应饮食计划，确保孕妇摄入足够蛋白质、钙、铁、叶酸等营养素，满足胎儿生长发育需求。对于营养不良的老年人，先分析原因（可能是饮食摄入不足、消化吸收功能障碍等），后制定个性化营养干预方案，如调整饮食结构、补充特殊营养制剂等。营养管理还可以为运动员、素食者等特殊人群的营养需求提供专业营养建议，保障其身体健康。

④ 运动管理：运动管理是依据个体健康状况、运动目标和运动能力，制定科学合理的运动计划，并监督执行，以实现促进健康、增强体质、预防和治疗疾病的目的。管理者在制定运动计划前，会对个体进行全面身体评估，包括身体成分分析、心肺功能测试、运动能力测试等。

如肥胖者希望通过运动管理实现健康管理，运动管理者会根据被管理对象身体状况和减肥目标，制定包含有氧运动和力量训练的综合运动计划。有氧运动可选择慢跑、游泳等，每周3～5次，每次持续30分钟以上；力量训练可选择举重、俯卧撑等，每周2～3次，以增加肌肉量，提高基础代谢率。运动过程中，运动管理者会监督运动强度与安全，适时调整运动计划。此外，运动管理还关注运动损伤预防与处理，为个体提供运动防护知识和损伤后康复建议。

⑤ 心理管理：心理管理致力于维护和促进个体心理健康，预防和治疗心理疾病。可运用心理学方法和技术，对个体进行心理评估，了解其心理状态、情绪变化、压力源等。

在现代快节奏生活中，许多人面临各种压力，易产生焦虑、抑郁等不良情绪。心理管理师会通过心理疏导、认知行为疗法等方式，帮助个体调整心态，改变不合理认知模式，缓解心理压力。对于抑郁症、焦虑症等心理疾病患者，心理管理师会配合精神科医生进行心理治疗，制定个性化心理康复计划，助力患者恢复心理健康。心理管理还注重心理健康知识的普及与宣传，提高公众对心理健康的认识和重视程度，营造良好的心理健康环境。

健康管理分类丰富多样，每种分类在维护个体和群体健康方面都发挥着重要作用。无论是关注个体个性化需求，还是针对不同健康状态人群进行特定管理，亦或是运用各类管理手段促进健康，都充分体现了健康管理的科学性与综合性。在学习健康管理分类时，应深入理解各类健康管理的内涵、方法及应用场景，为日后从事健康管理工作筑牢基础。

三、健康管理的模式与实施步骤

在人们对健康日益重视的当下，健康管理成为维护个体与群体健康的关键手段。掌握健康管理的模式与实施步骤，不仅是深入学习亚健康学基础的重要环节，更是为各类人群提供优质健康管理服务的必要前提。

1. 健康管理的模式

（1）**生活方式管理模式**　重点关注个体日常的生活习惯，通过调整饮食、运动、睡眠以及吸烟饮酒等行为，实现预防疾病、促进健康的目标。其核心在于引导个体养成健康的生活方式，从而降低因不良生活习惯引发的健康风险。

在饮食管理方面，会依据个体的年龄、性别、身体状况及活动水平制定个性化膳食计划，如糖尿病患者需严格控制碳水化合物摄入量，增加膳食纤维摄取，合理分配三餐热量，以此维持血糖稳定。运动管理则根据个体运动能力和健康目标设计科学运动方案，如对于老年人或身体较弱者，适宜选择低强度、安全性高的运动，如散步、太极拳等；而追求提升心肺功能与增强肌肉力量的年轻人，建议采用有氧运动与力量训练相结合的方式，像慢跑、游泳搭配举重、俯卧撑等运动。睡眠管理着重于建立规律作息时间，营造舒适睡眠环境，以帮助个体改善睡眠质量。对于吸烟和过量饮酒的个体，生活方式管理模式会提供戒烟限酒的指导与支持，如传授戒烟方法、建议逐步减少饮酒量等，降低烟草和酒精对身体的损害。该模式强调个体自我管理与长期坚持，依靠持续的行为改变维护健康。

（2）**需求管理模式**　以满足个体健康需求为导向，依据个体健康状况与需求层次，提供针对性的健康管理服务。其强调在恰当时间、以正确方式为个体提供适配的健康管理资源。需求管理模式首先要对个体健康需求进行评估。通过收集个体的症状、病史、家族史等健康信息，并结合健康风险评估工具，判断个体健康需求程度与类型。例如，慢性疾病患者，如高血压、心脏病患者，其需求可能主要集中在疾病治疗、监测与管理；而健康人群的需求则更多体现在预防保健和健康促进方面。

基于评估结果，为个体提供相应服务与资源。这可能涵盖推荐合适的医疗机构和医生，安排定期体检与疾病筛查；为存在心理压力的个体提供心理咨询服务；为需要康复训练的患者提供专业康复指导等。需求管理模式注重资源合理配置，避免过度医疗与资源浪费，确保个体获得满足自身健康需求的服务。

（3）**疾病管理模式**　主要面向慢性疾病患者，通过整合医疗资源、协调医疗服务，对疾病进行全程管理，旨在提高患者生活质量，降低疾病负担。此模式强调多学科协作以及患者自我管理。

疾病管理模式首先为患者建立详尽的健康档案，记录疾病诊断、治疗过程、病情变化等信息。医疗团队由医生、护士、营养师、康复师等专业人员构成，共同为患者制定个性化治疗与管理方案。以糖尿病患者为例，医生负责调整药物治疗方案，护士指导患者正确注射胰岛素与监测血糖，营养师制定适宜的饮食计划，康复师提供运动康复建议。

疾病管理模式注重培养患者自我管理能力。通过健康教育，使患者了解疾病基本知识、治疗方法及注意事项，掌握自我监测与自我护理技能。患者需定期向医疗团队反馈病情，医疗团队依据患者情况及时调整管理方案。同时，该模式还关注患者心理健康，提供心理支持与疏导，助力患者积极应对疾病。

（4）**灾难性病伤管理模式**　针对那些会给个体带来巨大经济负担和身心痛苦的严重疾病或创伤，如癌症、重大交通事故导致的重伤等。此模式旨在患者面临重大疾病或创伤时，提供全面、高效的管理与支持，帮助患者及其家庭应对困境。

当患者确诊患有灾难性疾病或遭受严重创伤后，灾难性病伤管理模式迅速启动。组建包括临床专家、心理专家、社会工作者等在内的专业管理团队。临床专家负责制定最佳治疗方案，确保患者得到及时有效的治疗；心理专家为患者及其家属提供心理支持与疏导，帮助他们应对疾病带来的心理压力与恐惧；社会工作者协助患者及其家庭解决经济、社会等方面的问题，如申请医疗救助、协调保险理赔等。

灾难性病伤管理模式注重长期跟踪与关怀。在患者治疗和康复过程中，持续关注病情变化与生活需求，及时调整管理方案。为患者提供康复指导与支持，助力其恢复身体功能，重新融入社会。同时，加强与患者及其家属的沟通，提供必要的信息与教育，使其更好地了解疾病与治疗过程。

（5）**综合健康管理模式**　融合了多种健康管理模式的优势，从多个维度对个体健康进行全面管理。此模式将生活方式管理、需求管理、疾病管理等有机结合，为个体提供一站式健康管理服务。

综合健康管理模式首先对个体进行全面健康评估，涵盖生活方式、健康风险、疾病状况等方面。依据评估结果，制定个性化综合健康管理方案。该方案可能包含生活方式干预措施，如饮食和运动建议；针对个体需求提供相应医疗服务与资源；对于患病个体，实施疾病管理计划。

综合健康管理模式强调多学科团队协作，需健康管理师、医生、营养师、心理咨询师等专业人员共同参与，为个体提供全方位健康服务。健康管理师负责协调各方资源，确保管理方案顺利实施；医生承担疾病诊断与治疗工作；营养师制定营养计划；心理咨询师关注个体心理健康。通过这种综合管理方式，全面提升个体健康水平。

不同的健康管理模式各有侧重，在实际应用中，可根据个体具体情况选择合适的模式或多种模式结合，以实现最佳的健康管理效果。了解这些模式，为我们在健康管理实践中提供了多样化的策略和方法，有助于更好地满足不同人群的健康需求。

2. 健康管理的实施步骤

（1）**健康信息收集**　是健康管理的首要步骤，为后续评估和干预提供基础。信息包括个人基本信息、生活方式、健康体检和家族病史。个人基本信息涵盖年龄、性别等，这些因素影响健康风险。生活方式信息，如饮食、运动、睡眠习惯，对评估疾病风险至关重要。健康体检信息包括身体指标、血液检查和影像学检查，能反映身体状况。家族病史信息有助于评估患病风险。收集方法多样，包括问卷调查、面对面访谈、健康体检机构数据和可穿戴设备监测。

（2）**健康风险评估**　收集健康信息后，需评估个体或群体的健康风险，这是健康管理的核心。评估通过分析信息预测未来患病或健康问题的可能性，通常使用专业模型和工具。流行病学数据模型，如 Framingham 模型，通过研究人群建立风险因素与疾病间的数学关系。机器学习模型利用 AI 分析健康数据，精准预测风险，但需大量数据和技术支持。评估包括疾病和生活方式风险，疾病风险评估针对慢性疾病，如心血管疾病、糖尿病、癌症等，分为低、中、高风险。生活方式风险评估关注不良习惯对健康的影响，有助于制定干预措施。评估完成后，生成报告，包含健康风险状况、主要风险因素及建议，为健康管理决策提供依据。

（3）**健康干预方案制定**　根据健康风险评估，制定个性化健康干预方案，包括生活方式、营养、运动、心理干预和疾病管理。方案应降低健康风险，促进健康。生活方式干预：调整不良习惯，如戒烟、适量饮酒、合理饮食和规律作息。营养干预：根据需求提供个性化方案，如营养补充和饮食控制。运动干预：制定科学计划，包括运动类型、强度、频率和时间，强调安全。心理干预：关注心理健康，提供支持和干预，如心理咨询和治疗。疾病管理是对慢性病患者进行全程管理，包括建立健康档案、随访监测、调整治疗方案和提供疾病知识教育。

（4）**健康干预方案执行**　健康干预方案的成功执行依赖于个体的积极参与和健康管理团队的支持。个体应主动参与，树立正确的健康观念，改变不良习惯，自我监测健康指标，并及时与团队沟通。健康管理团队由专业人员组成，分工合作，提供全面服务，并通过多种方式与个体保持联系，确保方案执行。为保证执行效果，应建立监督机制，设定目标和考核指标，利用现代技术手段进行实时监测。

（5）**健康管理效果评估**　健康管理是一个持续的过程，需要定期评估以确定干预措施的有效性并进行必要的调整。评估包括健康指标变化、生活方式改变和个体主观感受等方面。通过对比前后健康指标，如血压、血糖、血脂等，可以了解健康管理的效果。生活方式的改变，如饮食结构、运动频率、睡眠质量以及吸烟和饮酒行为的调整，是长期效果的重要保障。个体的主观感受，如疲劳感、精神状态和心理压力的改善，也是评估的重要方面。根据评估结果，及时调整干预方案，确保健康管理促进个体健康。健康管理的模式多样，实施步骤形成闭环。深入学习这些内容有助于理解健康管理的本质和运作机制，为未来实践和研究打下基础。

四、健康管理的相关技术

在健康管理领域，一系列核心技术构成了精准健康评估、有效干预及持续跟踪的坚实基础。这些技术融合了医学、生物学、信息科学、管理学等多学科知识，为维护和提升个体与群体的健康水平提供了强有力的支持。

1. 健康信息采集技术

健康信息的精确采集是健康管理的起始且关键环节，为后续的评估与干预工作提供了不可或缺的数据支撑。随着科技的不断进步，健康信息采集技术愈发丰富且精准。

（1）**传统采集方法**　问卷调查和面对面访谈是收集健康信息的基础手段。问卷调查能够大规模地收集数据，其内容涵盖个人基本信息，如年龄、性别、职业等；生活方式信息，包括饮食偏好、运动习惯、吸烟饮酒情况、疾病史以及家族病史等多方面。一份设计合理的问卷能够确保所收集信息的全面性与准确性，但需特别注意问题表述的简洁性与易懂性，以提高调查对象的配合度。面对面访谈则具有更强的灵活性，能够深入了解个体的具体情况，有效补充问卷调查中可能遗漏或表述模糊的信息，尤其适用于针对复杂健康问题或特殊人群的信息收集工作。

（2）**医学检查技术**　医学检查为健康信息提供了客观可靠的依据。身体基本指标的测量，例如身高、体重、血压、心率、体温等，操作简便却能直观反映个体的基本健康状况，常被用于初步评估健康风险。实验室检查包含血液、尿液、粪便检查等项目，通过检测体内的生化指标、细胞成分等，能够辅助诊断疾病并评估身体机能，如血糖、血脂、肝功能、肾功能等指标是评估人体代谢和脏器功能的重要参考依据。影像学检查，像 X 射线、B 超、CT、MRI 等，能够直观地观察身体内部结构，有助于发现潜在的病变，在疾病早期筛查中发挥着关键作用。

（3）**新兴采集技术**　可穿戴设备与移动应用程序的广泛应用，使得健康信息采集变得更加便捷、实时且连续。智能手环、智能手表等可穿戴设备能够实时监测心率、运动步数、睡眠质量、卡路里消耗等数据，并通过蓝牙技术将这些数据传输至手机或电脑端。移动应用程序不仅能够记录饮食、运动等生活方式信息，还能够整合可穿戴设备采集的数据，生成个性化的健康报告。这不仅方便用户随时了解自身的健康动态，也为健康管理师提供了丰富的数据资源，有助于制定更具针对性的健康管理方案。

2. 健康风险评估技术

健康风险评估是健康管理的核心环节，其通过对健康信息的深入分析，预测个体在未来患某种疾病或出现健康问题的可能性，为制定个性化的干预方案提供科学依据。

（1）**基于流行病学的评估方法**　该方法以大规模人群的流行病学研究数据为基础，构建风险因素与疾病发生之间的关联模型。如用 Framingham 心脏风险评估模型，综合考虑年龄、性别、血压、血脂、吸烟、糖尿病等多种因素，以此预测个体在未来 10 年内患心血管疾病的风险。通过对大量样本的长期跟踪研究，确定各个风险因素的权重，进而计算出风险得分。这种方法应用较为广泛，但存在一定的局限性，它未能充分考虑个体基因差异等因素对健康风险的影响。

（2）**基于生物标志物的评估技术**　生物标志物是反映人体生理或病理状态的客观指标。在健康风险评估中，特定的生物标志物能够辅助预测疾病风险。例如，C 反应蛋白（CRP）是一种炎症指标，高水平的 CRP 与心血管疾病、糖尿病等慢性疾病的风险增加密切相关；糖化血红蛋白（HbA1c）能够反映过去 2～3 个月的平均血糖水平，常用于糖尿病风险评估和血糖控制监测。通过检测这些生物标志物，并结合其他健康信息，能够更精准地评估个体的健康风险。

（3）**基因检测与风险评估**　基因检测通过分析个体的 DNA 序列，发现与疾病相关的基因突变或多态性，从而评估遗传疾病的风险。如乳腺癌易感基因 BRCA1 和 BRCA2 突变，会显著增加女性患乳腺癌和卵巢癌的风险。基因检测为健康管理提供了具有前瞻性的信息，有助于高风险个体采取预防性措施。需要注意的是，基因检测结果的解读较为复杂，且个体的健康风险还受到环境因素的显著影响，因此不能仅仅依据基因检测结果来诊断疾病或确定健康风险。

（4）**人工智能在风险评估中的应用**　人工智能算法，如机器学习、深度学习，能够处理海量的健康数据，挖掘其中复杂的数据模式，从而提高风险评估的准确性。通过分析电子病历、体检数据、影像资料等多源数据，人工智能模型能够自动学习风险因素与疾病之间的关系，进而预测疾病发生的概率。深度学习算法在医学影像分析中表现尤为出色，能够识别微小病变，为疾病的早期诊断和风险评估提供有力支持。

3. 健康干预技术

健康干预技术旨在通过多种手段降低健康风险，促进个体健康。常见的干预措施包括生活方式干预、营养干预、运动干预、心理干预和药物干预等。

（1）**生活方式干预技术**　生活方式干预是健康管理的基础，其涵盖饮食、运动、睡眠、吸烟、饮酒等多个方面。在饮食干预方面，需根据个体的营养需求和健康状况制定个性化的膳食计划，如针对肥胖人群，应减少高热量、高脂肪食物的摄入，增加蔬菜、水果、全谷物等富含膳食纤维食物的摄取量。对于高血压患者，则要严格限制钠盐的摄入，以预防血压升高。运动干预需根据个体的身体状况、运动能力和健康目标制定合理的运动方案，包括确定运动类型、强度、频率和时间，如老年人或患有慢性病的个体适合选择低强度的有氧运动，如散步、太极拳等；而年轻人若想增强心肺功能，可选择慢跑、游泳等高强度有氧运动，并结合力量训练，如举重、俯卧撑等，以增加肌肉量，提高基础代谢率。睡眠干预主要通过调整作息规律、改善睡眠环境等方式来提高睡眠质量，比如建立固定的睡眠时间、避免睡前使用电子设备、营造安静舒适的卧室环境等。戒烟限酒干预则通过健康教育、行为疗法、药物辅助等手段，帮助个体戒烟限酒，降低烟草和酒精对健康的危害。

（2）**营养干预技术**　营养干预依据个体的营养状况和健康需求提供个性化的营养方案。营养评估是其中的关键步骤，通过饮食调查、人体测量、生化检测等方法，全面了解个体的营养摄入、身体营养储备和代谢状况。对于营养不良的个体，需分析其原因，并补充相应的营养素。例如，对于蛋白质及能量营养不良的个体，应补充足够的蛋白质和热量。对于缺铁性贫血者，需补充铁剂和维生素 C。对于患有特殊疾病的个体，如糖尿病、肾脏疾病等，要制定特定的饮食计划，严格控制碳水化合物、蛋白质等营养素的摄入，以维持身体的代谢平衡。

（3）**运动干预技术**　运动干预不仅能够预防疾病，还可辅助治疗慢性病。制定运动处方时，需综合考虑个体的健康状况、运动目标和运动能力。在运动类型的选择上，要兼顾有氧运动和无氧运动，有氧运动有助于增强心肺功能，无氧运动则能增加肌肉力量。运动强度通常依据个体的最大心率来确定，一般中等强度运动的最大心率的 60%～75%。运动频率和时间也有相应的要求，每周至少应进行 150 分钟的中等强度有氧运动或 75 分钟的高强度有氧运动，可将运动分散在不同的天数进行，每次运动持续 30 分钟以上，以获取最佳的健康效益。在运动过程中，务必注意安全，做好热身和放松活动，预防运动损伤的发生。

（4）**心理干预技术**　心理干预重点关注个体的心理健康，常见的方法包括心理咨询、心理治疗和心理调适训练。心理咨询通过面对面的交流，帮助个体解决心理困惑、缓解心理压力，应对职业压力、处理人际关系困扰等。心理治疗主要针对心理疾病患者，采用专业的治疗方法，如认知行为疗法，通过改变患者不合理的认知和行为模式，治疗焦虑症、抑郁症等心理疾病；精神分析疗法则通过探索患者的潜意识冲突，解决深层次的心理问题。心理调适训练包含冥想、深呼吸、放松训练等，有助于个体提高心理应对能力和情绪管理能力，使其在压力环境中能够保持良好的心理状态。

（5）**药物干预技术**　药物干预在健康管理中主要用于控制疾病症状、预防疾病进展。在医生的指导下，根据疾病诊断和病情严重程度选择合适的药物，并严格遵循用药剂量、用药时间和用药方法。例如：高血压患者需服用降压药来控制血压，糖尿病患者则需使用降糖药或胰岛素来调节血糖。在药物干预过程中，需密切监测药物的不良反应，及时调整用药方案，同时结合生活方式干预，以提高治疗效果，减少药物依赖。

4. 健康管理信息化技术

信息化技术为健康管理搭建了高效的数据管理、分析和沟通平台，可显著提升健康管理服务的质量和效率。

（1）**健康信息管理系统** 能够整合个体的健康信息，实现数字化存储、管理和共享。该系统通常包含健康档案管理、体检数据管理、疾病管理等功能模块。健康档案详细记录个体从出生到当前的健康信息，包括基本信息、健康体检结果、疾病诊疗记录等，方便医生和健康管理师全面了解个体的健康状况。体检数据管理模块能够自动导入和分析体检数据，并生成可视化报告，便于及时发现健康问题。疾病管理模块则用于跟踪慢性病患者的病情变化，提醒患者复诊和按时服药，为医生调整治疗方案提供依据。

（2）**远程医疗技术** 远程医疗借助通信技术和信息技术，实现了医生与患者之间的远程诊断、治疗和健康管理。远程监测设备，如远程血压计、血糖仪、心电图机等，能够实时采集患者的生理数据，并将这些数据传输至医生端。医生根据传输的数据进行诊断和指导，为行动不便或身处偏远地区的患者提供了便捷的医疗服务。远程会诊使患者能够获得专家的诊断建议，有效提高了医疗服务的可及性和质量。

（3）**健康管理移动应用** 可为用户提供便捷的健康管理工具。用户可通过手机方便地记录饮食、运动、睡眠等生活方式信息，并获取个性化的健康建议和提醒。应用还提供健康知识科普、在线咨询等服务，有助于增强用户的健康意识和自我管理能力。一些移动应用与医疗机构的信息系统对接，方便患者进行预约挂号、查看检验报告，实现了医疗服务全流程的信息化管理。

（4）**大数据与云计算在健康管理中的应用** 大数据技术能够整合和分析海量的健康数据，挖掘健康信息之间的关联和规律。通过分析大量患者的电子病历、体检数据和疾病监测数据，能够发现疾病的流行趋势、风险因素以及治疗效果的差异，为制定公共卫生政策和个性化健康管理方案提供有力依据。云计算技术则提供了强大的计算能力和存储资源，支持健康信息管理系统和移动应用的稳定运行，确保数据的安全可靠，同时降低了健康管理机构的运营成本。

健康管理的核心技术是一个多学科交叉融合且不断发展创新的体系。随着科技的持续进步，这些技术将朝着更加精准、高效、便捷的方向发展，为人们的健康提供全方位的保障。学生深入学习和熟练掌握这些核心技术，对于深刻理解健康管理的内涵和开展实践应用具有至关重要的意义，能够为未来从事健康管理相关工作奠定坚实的基础。

五、健康管理的应用领域

（1）**与公共卫生的融合** 健康管理与公共卫生联系紧密，二者目标一致，均致力于促进人群健康、预防疾病发生。公共卫生主要从群体层面出发，通过监测疾病流行趋势、制定卫生政策、开展健康教育等措施，预防和控制疾病传播，保障公众健康。而健康管理在此基础上，更侧重于个体的健康风险评估和个性化干预。

在传染病防控中，公共卫生部门通过疫情监测、推行疫苗接种计划等手段控制疾病传播范围。健康管理则针对个体，评估其感染传染病的风险因素，例如工作环境是否频繁接触传染源、自身免疫力状况等，并提供个性化预防建议，如强化个人卫生习惯、接种特定疫苗等。此外，健康管理的数据收集与分析方法能为公共卫生监测提供更细致、全面的信息，助力精准把握疾病传播规律与趋势。

（2）**与医疗服务的衔接**　健康管理与医疗服务相辅相成。医疗服务主要针对患病个体进行诊断、治疗与康复，健康管理则着眼于疾病预防与健康维护。在实际操作中，二者的衔接极为关键。

患者在医院就诊后，医疗服务往往聚焦于疾病治疗，对疾病预防和康复期的健康管理关注相对较少。健康管理可在患者出院后提供持续服务。以心血管疾病患者为例，治疗后健康管理师可依据其病情和身体状况，制定个性化饮食、运动及康复计划，同时监测血压、血脂等健康指标，预防疾病复发。健康管理中的风险评估结果也能为医生诊断和治疗提供参考，助其全面了解患者健康状况，制定更合理的治疗方案。

（3）**在不同行业领域的应用**　健康管理的应用已广泛渗透至多个行业领域，为各行业的发展注入新活力，显著提升从业者及相关群体的健康水平、工作效率和生活质量。

① 企业健康管理：是健康管理在企业领域的应用，旨在提升员工健康水平，降低企业医疗成本，提高工作效率。企业可通过开展健康体检、举办健康讲座、组织健身活动等方式为员工提供服务。一些大型企业为员工安排定期全面的健康体检，涵盖身体检查、心理健康评估等项目。依据体检结果，为员工制定个性化健康改善计划，如为肥胖员工提供饮食与运动指导，为压力过大的员工提供心理咨询服务。通过这些举措，员工健康状况改善，工作效率提升，企业整体效益也会随之提高。

② 学校健康管理：主要关注学生的生长发育和身心健康。学校可通过建立学生健康档案、开设健康教育课程、组织体育活动等实施健康管理。学校定期为学生测量身高、体重、视力等身体指标，并记录在健康档案中。通过分析这些数据，及时发现学生的健康问题，如营养不良、近视等，并采取相应干预措施。学校还开设健康教育课程，向学生传授健康知识，培养学生良好的生活习惯和健康意识。

③ 养老行业的健康管理：在养老领域，健康管理致力于提升老年人生活质量，助其安享晚年。养老机构为老人提供全方位健康管理服务，涵盖定期体检、慢性病管理、康复护理及心理关怀等，例如，一些高端养老社区配有专业医疗团队，每月为老人进行血压、血糖、心率等基础身体检查，每季度开展一次全面身体各系统检查。对于患有高血压、糖尿病等慢性病的老人，医疗团队会制定个性化治疗、饮食与运动计划，并跟踪病情调整方案。针对意外受伤或术后老人，提供专业康复训练，如为骨折康复期老人制定循序渐进的关节活动度、肌肉力量训练计划，助力身体功能恢复。还通过组织文娱活动、心理咨询服务，关注老人心理健康，丰富精神生活。

健康管理在养老行业另一关键作用是预防和延缓疾病发展。养老机构医疗团队持续监测评估老人健康状况，能及时察觉潜在健康问题并预防。如评估发现部分老人因运动缺乏、饮食不合理有骨质疏松风险，便为其制定每天适量户外活动如散步、打太极拳等运动计划，同时调整饮食，增加牛奶、豆制品、鱼类等富含钙和维生素 D 食物的摄入，降低骨质疏松发生率。对于慢性病老人，规范治疗和生活方式干预可延缓疾病进展，减少并发症。以糖尿病老人为例，通过严格饮食控制、合理运动及按时服药等综合管理，能有效控制血糖，降低糖尿病肾病、视网膜病变等并发症风险，提升老人生活自理能力与生活质量。

健康管理外延在不同行业领域的应用形式多样且成效显著，随着社会对健康重视程度的不断提高，其在各行业的应用将更加深入和广泛，为推动各行业发展和提升全民健康水平发挥更大的作用。

第二节　亚健康人群的健康管理

一、亚健康人群的健康管理方案

在当代社会，生活节奏加快、竞争压力剧增以及生活环境的持续变化，使得亚健康状态在人群中愈发普遍。亚健康人群虽尚未罹患明确疾病，但身体与心理已然处于偏离健康的状态。倘若不及时予以干预，极有可能进一步发展为各类疾病。故而，为亚健康人群精心制定科学、全面且个性化的健康管理方案意义重大。这不仅有助于改善他们的健康状况，提升生活质量，更能有效预防疾病发生，减轻社会与个人的医疗负担。

1. 健康评估

健康评估是构建健康管理方案的基石。通过全方位、深层次地洞察亚健康人群的身体、心理及生活状态，能够精准定位导致亚健康的因素，为后续的干预策略提供精准依据。评估内容主要涵盖以下多个方面。

（1）**身体状况评估**　首要步骤是测量基本生理指标，例如身高、体重、血压、呼吸、脉搏以及体温等。这些指标能够初步反映身体的基础健康状态，体重超标可能暗示代谢方面存在问题，而血压异常则与心血管疾病风险紧密相关。实验室检查同样不可或缺，包含血常规、尿常规、血脂、血糖、肝功能、肾功能等项目。血常规可用于检测是否存在感染、贫血等状况；血脂、血糖指标的异常与代谢综合征、心血管疾病密切相连；肝肾功能检查则有助于了解相应器官的功能状态。此外，还可依据个体实际情况，选择性地开展心电图、胸部 X 射线、腹部超声等影像学检查，以排查潜在的器质性病变。

（2）**生活方式评估**　生活方式对健康有着深远影响。在饮食方面，需详细了解个体的饮食习惯，包括每日食物摄入量、食物种类偏好（如是否偏好高盐、高糖、高脂肪食物）以及三餐的规律程度等。长期的高盐饮食会提升高血压的发病风险，而饮食不规律则可能引发胃肠功能紊乱。在运动方面，要询问运动频率、运动类型以及运动强度。缺乏运动易致使身体机能下降、肥胖等问题，而适度运动则有助于增强体质、改善心理状态。睡眠状况同样关键，涵盖睡眠时间、睡眠质量以及是否存在失眠多梦等问题。长期睡眠不足或质量欠佳会影响身体的恢复以及免疫系统功能。另外，还需了解个体的吸烟和饮酒情况，吸烟与过量饮酒对身体多个器官均有损害，是多种疾病的重要危险因素。

（3）**心理评估**　心理因素在亚健康状态的形成过程中扮演着重要角色。运用专业的心理评估量表，诸如90项症状自评量表（SCL-90）、焦虑自评量表（SAS）、抑郁自评量表（SDS）等，对个体的心理状态展开评估，了解是否存在焦虑、抑郁、压力过大等情绪问题。同时，通过与个体的沟通交流，明晰其生活中的压力源，如工作压力、家庭关系、经济问题等，以及应对压力的方式和心理调适能力。长期处于高压状态且缺乏有效心理调适的个体，更容易陷入亚健康状态。

（4）**环境因素评估**　生活与工作环境同样可能对健康产生影响。在评估生活环境时，需考量居住环境的空气质量、水质、噪声情况等。长期暴露于污染严重的环境中，会增加呼吸系统疾病、心血管疾病等的发病风险。在工作环境方面，重点关注工作强度、工作时长、工作压力以及职业暴露（如接触化学物质、辐射等）等因素。长期高强度工作、精神高度紧张以及接触有害物质的职业，会对身体造成不同程度的损害，进而引发亚健康状态。收集上述评估信息的方法丰富多样，包括问卷调查、对面访谈、体检机构数据收集以及可穿戴设备监测等。问卷调查能够大规模收集信息，设计合理的问卷可涵盖多方面内容；面对面访谈则能够深入了解个体情况，补充问卷中可能遗漏的信息；与体检机构合作可获取精准的体检数据；可穿戴设备，如智能手环、智能手表等，能够实时监测运动、睡眠等数据，为评估提供动态信息。

2. 干预措施

依据健康评估结果，为亚健康人群定制个性化干预措施，主要涉及生活方式干预、营养干预、运动干预、心理干预及中医调理干预和娱乐保健等方面。这些措施旨在改善亚健康状态，预防疾病发生。

（1）**生活方式干预**　生活方式干预聚焦于纠正不良生活习惯。在作息上，协助个体构建规律作息表，保障每日7～8小时充足睡眠，养成早睡早起习惯。睡前规避电子设备，营造安静、舒适、昏暗且温度适宜的睡眠环境，可借助泡热水澡、饮用温牛奶、聆听舒缓音乐等方式放松身心，助力睡眠。对于吸烟人群，提供戒烟指导与支持，如推荐尼古丁贴片、口香糖等戒烟辅助工具，鼓励其加入戒烟互助小组，使其深刻认识吸烟危害，坚定戒烟决心。在饮酒方面，倡导适量饮酒，防止过量饮酒损害肝脏、心脏等器官。针对有饮酒习惯的个体，依据身体状况设定合理饮酒限量，并逐步减量。

（2）**营养干预**　营养干预需依据个体身体状况、饮食习惯与营养需求制定方案。针对饮食不均衡者，着重强调食物多样化，保证摄入充足的蛋白质、碳水化合物、脂肪、维生素及矿物质。增加蔬菜、水果、全谷物摄入，蔬菜每日摄入量不少于500g，水果为200～350g。对于存在营养缺乏风险的人群，如素食者易缺乏维生素B_{12}，建议适当补充。对于有特殊健康问题的个体，超重或肥胖者要控制总热量，减少油炸食品、糕点等高热量、高脂肪食物摄取，增加膳食纤维摄入以控制体重；血脂异常者应降低饱和脂肪酸与胆固醇摄入，提高不饱和脂肪酸比例，如多食用橄榄油、鱼油。

（3）**运动干预**　运动干预依据个体健康状况、运动能力和兴趣爱好制定计划，涵盖有氧运动、力量训练和柔韧性训练。有氧运动可选择快走、慢跑、游泳、骑自行车等，每周进行150～300分钟中等强度运动或75～150分钟高强度运动。力量训练采用举重、俯卧撑、仰卧起坐等方式，每周2～3次，有助于增加肌肉量，提升基础代谢率。柔韧性训练如瑜伽、普拉提、拉伸运动等，可每日开展，以放松肌肉，增大关节活动度。运动时要循序渐进，逐步增加强度和时间，预防运动损伤。运动前充分热身，运动后做好拉伸放松。缺乏运动经验或身体状况欠佳者，初始阶段选择低强度运动，如散步，待身体适应后再提升强度。《黄帝内经》强调养生应顺应四季变化。春季和夏季，阳气逐渐增强，适宜通过形体锻炼激发阳气，同时避免过度宣发。秋季和冬季，阳气收敛，阴气增强，适合静养以护卫阳气，冬季则应适当运动以抵御寒冷。

可以根据运动的形式把运动项目分为三类（见表 4-1），现代研究已经证实，这些运动可治疗神经、循环、呼吸、运动等系统的多种疾病，对年老体弱者，尤其适宜。

表 4-1　运动项目分类

序号	类别	运动手段	功效
1	耐力性项目	快走、骑自行车、游泳、登山、打乒乓球、打篮球、打网球、打羽毛球、上下楼梯、跑台阶等	属于周期性、节律性的运动，它们对提高心脏耐力和改善心血管的功能有良好的作用，可以有效防治冠心病、糖尿病、肥胖等
2	力量性项目	各种持器械体操和抗阻力训练，用到的机械如沙袋、实心球、哑铃、拉力器等	消除局部脂肪和增强肌肉力量。一般适合于骨骼肌和外周神经损伤引起的肌肉力量减弱
3	放松性项目	医疗步行、医疗体操、太极拳、易筋经、秧歌等	可以使人体的精神、气血、脏腑、筋骨得到濡养和锻炼，达到"阴平阳秘"的平衡状态，能起到有病治病、无病健身的作用

（4）心理干预　心理干预重点关注亚健康人群心理健康，缓解其心理压力，改善情绪状态。针对存在焦虑、抑郁等情绪问题的个体，运用认知行为疗法、放松训练等专业心理治疗方法，为其提供心理咨询服务，引导个体倾诉烦恼与压力，正确应对生活难题。认知行为疗法可帮助个体识别并改变负面思维与行为模式，缓解情绪困扰。放松训练如深呼吸训练、冥想、渐进性肌肉松弛等，能让个体在压力状态下迅速放松。《临证指南医案》指出情志之郁需移情易性，具体实施方式多样，依据个体特点、环境和条件灵活选用。古人早已认识到琴棋书画对情感的影响，实践表明，适当听音乐、相声或看喜剧能迅速改善情绪低落。积极参与社交和有意义的活动，如工作、学习、劳动或娱乐，对性格孤僻、情绪忧郁的人群有积极影响，能改善性情、陶冶情趣、促进身心平衡。组织心理健康讲座和活动，普及心理健康知识，提升个体心理调适与自我保健意识。鼓励个体培养兴趣爱好，丰富业余生活，增加社交活动，拓展社交圈，缓解孤独感与压力。

（5）中医调理　中医在改善亚健康状态方面独具优势。通过望、闻、问、切辨证论治，依据个体体质和症状制定个性化调理方案。针对疲劳、乏力等症状，可采用艾灸、推拿、按摩等理疗方法促进气血运行，缓解身体疲劳。艾灸选取足三里、关元、气海等穴位，能温通经络、补气养血；推拿按摩可缓解肌肉紧张，改善局部血液循环。中药调理根据个体情况选用合适方剂或中药饮片，如肝郁气滞型亚健康人群，可用逍遥散疏肝理气；气血不足者，选用八珍汤补气养血。此外，中医养生功法如太极拳、八段锦，动作舒缓、动静结合，有助于调节身心平衡，增强体质，可鼓励亚健康人群长期练习。

中医在未病阶段的调治，同疾病阶段的治疗一样，积累了丰富的辨证论治经验，且成效显著。无论是传统的内服方药，还是针灸、按摩等疗法，都是中医干预亚健康的重要手段。通过综合运用这些个性化干预措施，针对亚健康人群的不同状况进行精准调整，可有效改善其健康状态，为预防疾病、提升生活质量奠定基础。

（6）**娱乐保健**　通过丰富多样、轻松愉悦的活动，营造美好的生活氛围与高雅情趣，使人们在其中舒畅情志，同时实现活动筋骨、调和气血、强身健体之目的，将养生巧妙融入娱乐，进而达到养神健形、延年益寿的效果。中医五行音乐作为辅助治疗手段，能显著改善血液透析患者的睡眠和情绪，促进早产儿的全面发展，且安全性高。通过中医辨证精准使用五行音乐，可平衡患者心身健康。康复性旅游将人置身于适宜季节的自然疗愈环境中，使其心情愉悦，促进肌肉筋骨运动，加强精气血运行，达到盛精、疏精、固摄精的养生效果。书法、对弈、垂钓等娱乐项目怡养心神、增益智慧、调和情志，使身心和谐统一，实现内外兼修的养生之道。

3. 效果监测与调整

健康管理是一个持续的动态过程，需要定期对干预效果进行监测与评估，并依据评估结果及时调整干预方案，以此确保健康管理的有效性。亚健康作为慢性病的前驱阶段，常表现为长期疲劳、睡眠障碍等症状，是身体内部紊乱的一种警示。若不加以干预，这些紊乱可能逐渐累积，最终导致疾病发生。例如，处于亚健康状态的个体常常伴有代谢指标的轻度异常，虽尚未达到慢性病的诊断标准，但这些异常却是慢性病的重要危险因素。流行病学研究充分证实了亚健康与慢性病前驱阶段的显著关联，因此，对亚健康人群实施有效的管理，对于疾病预防具有重大意义。

（1）**效果监测指标**　从多个维度设定监测指标。在身体状况方面，定期复查基本生理指标和实验室检查项目，观察血压、血糖、血脂等指标是否有所改善，体重是否得到合理控制，血常规、肝肾功能等是否恢复至正常水平。在生活方式方面，监测饮食结构是否发生积极改变，如蔬菜、水果摄入量是否增加，高盐、高糖、高脂肪食物摄入是否减少；运动频率和强度是否符合计划要求；作息时间是否规律，睡眠质量是否有所提高；吸烟和饮酒量是否减少。在心理状态方面，通过再次运用心理评估量表以及与个体的沟通交流，了解焦虑、抑郁等情绪是否得到缓解，心理压力是否减轻，心理调适能力是否提升。

（2）**监测频率**　根据个体的具体状况确定监测频率。一般情况下，在健康管理的初期阶段，监测频率可相对较高，如每1～2个月进行一次全面评估，包括身体检查、生活方式询问以及心理状态评估等。随着健康状况的逐步改善，可逐渐延长监测间隔时间，如每3～6个月进行一次评估。对于某些特定指标，如血压、血糖等，可借助家用监测设备进行日常自我监测，以便及时察觉异常变化。

（3）**调整干预方案**　根据效果监测结果，若干预措施取得了良好效果，如身体指标明显改善、生活方式显著改变、心理状态良好，则可继续维持当前干预方案，并适度调整目标，进一步提升健康水平。若效果未达预期，需深入分析原因，可能是干预方案本身不合理，例如运动强度过大致使个体难以坚持，或者营养方案不符合个体饮食习惯；也可能是个体执行不到位，如未按照要求调整饮食、未能坚持运动等。针对这些原因，及时对干预方案进行调整。若运动强度过大，可适当降低运动强度，增加运动时间；若营养方案不合理，需重新评估个体需求，调整食物种类和摄入量；对于执行不到位的个体，要加强监督与指导，提供更多的支持和激励措施，助力其更好地执行干预方案。

亚健康人群的健康管理是一项系统而复杂的工程，需要综合考量个体的身体、心理、生活方式等多方面因素。通过科学的健康评估制定个性化的干预措施，并持续进行监测与调整，以实现改善健康状况、预防疾病发生的目标。学生在学习这部分内容时，应深入理解每个环节的要点与方法，为今后投身健康管理工作奠定坚实的基础。

二、亚健康人群管理与慢性非传染性疾病防控

（一）亚健康状态与慢性非传染性疾病发生

在现代社会，健康议题日益受到广泛关注，其中亚健康状态与慢性非传染性疾病之间千丝万缕的联系，逐渐成为健康领域的研究焦点。深入探究二者关联，对慢性非传染性疾病的防控以及全民健康水平提升意义重大。

1. 慢性非传染性疾病的定义与分类

慢性非传染性疾病，简称慢性病，是一类隐匿起病、病程冗长且迁延不愈的疾病统称。其缺乏明确的传染性生物病因证据，病因复杂或尚未完全明晰。依据主要受累的器官和系统，慢性病可划分为多个类别。常见的有心血管疾病，如冠心病、高血压、脑卒中；糖尿病；恶性肿瘤，如肺癌、胃癌、乳腺癌；慢性呼吸系统疾病，包括慢性阻塞性肺疾病、哮喘；精神心理疾病，如抑郁症、焦虑症等。这些慢性病严重影响患者的生活质量与健康寿命，同时给社会和家庭带来沉重的经济负担。

2. 慢性非传染性疾病的流行病学现状

随着社会经济发展与人们生活方式转变，慢性非传染性疾病已跃升为全球主要的公共卫生难题。世界卫生组织（WHO）统计数据显示，全球每年约 4100 万人死于慢性病，约占总死亡人数的 74%。在我国，慢性病流行形势同样严峻，近年来发病率和死亡率持续攀升。以心血管疾病为例，我国心血管疾病患者已达 3.3 亿，每年因心血管疾病死亡人数超 400 万；糖尿病患者数量位居世界首位，且呈现年轻化态势。慢性非传染性疾病的高发病率和高死亡率，严重威胁我国居民的健康与生命安全，给社会经济发展带来巨大挑战。

3. 慢性非传染性疾病的危险因素

慢性非传染性疾病的发生是多种危险因素长期累积、相互作用的结果，主要涵盖以下方面。

（1）**行为生活方式因素**　不健康的生活方式是慢性非传染性疾病的主要诱因。长期吸烟、过量饮酒、缺乏运动、不合理饮食（如高盐、高糖、高脂肪饮食）等不良习惯，会显著提升心血管疾病、糖尿病、恶性肿瘤等慢性病的患病风险。如吸烟是导致肺癌、心血管疾病等多种慢性病的关键因素，长期吸烟会使患肺癌风险增加数倍；过量饮酒会损害肝脏、心脏等器官，加大患高血压、心脏病、肝硬化等疾病的概率。

（2）**环境因素**　环境因素在慢性非传染性疾病发生过程中扮演重要角色。环境污染、职业暴露、生活环境中的有害物质等，都可能增加慢性病发生风险。如长期处于空气污染严重的环境，会提高患慢性呼吸系统疾病和心血管疾病的风险；从事特定职业，如长期接触石棉、

苯等有害物质的工人，患恶性肿瘤的风险显著上升。

（3）**遗传因素**　遗传因素在慢性非传染性疾病发生中具有一定作用。部分慢性病呈现明显的家族聚集性，如高血压、糖尿病、某些恶性肿瘤等。遗传因素可能通过影响人体生理功能、代谢方式、免疫反应等，使个体对某些慢性病易感。不过，遗传并非决定慢性病发生的唯一因素，环境因素和生活方式在慢性病发展进程中同样关键。

（4）**社会心理因素**　社会心理因素对慢性非传染性疾病的发生发展影响重大。长期的精神压力、焦虑、抑郁等不良情绪，会干扰人体神经-内分泌-免疫调节功能，使身体处于应激状态，增加慢性病发生风险。例如，长期处于高压力工作环境的人群，患高血压、冠心病等心血管疾病的风险明显增加；抑郁症患者患心血管疾病、糖尿病等慢性病的风险也高于普通人群。

4. 亚健康状态与慢性非传染性疾病发生的关联

（1）**亚健康状态是慢性非传染性疾病的重要危险因素**　众多研究表明，亚健康状态与慢性非传染性疾病紧密相连，这是慢性非传染性疾病的前期表现或危险因素。处于亚健康状态的个体，身体生理功能已出现一定程度紊乱，如免疫系统功能下降、内分泌失调、代谢紊乱等。这些变化降低了身体对疾病的抵抗力，增加了慢性非传染性疾病的患病风险。例如，长期处于亚健康状态的人群，因免疫系统功能减弱，更易受病原体侵袭，增加感染性疾病风险，而部分慢性感染性疾病（如幽门螺杆菌感染与胃癌、乙肝病毒感染与肝癌）又与恶性肿瘤发生密切相关。此外，亚健康状态下的内分泌失调和代谢紊乱，如胰岛素抵抗、血脂异常等，是糖尿病、心血管疾病等慢性病发生的重要病理基础。

（2）**亚健康状态与慢性非传染性疾病在病理生理机制上的联系**　亚健康状态与慢性非传染性疾病在病理生理机制上存在诸多相似之处，二者相互影响、相互作用。炎症反应、氧化应激、神经-内分泌-免疫调节失衡等，是亚健康状态和慢性非传染性疾病共有的病理生理过程。在亚健康状态下，长期不健康的生活方式、过大的心理压力等因素，会致使身体内部炎症反应持续、氧化应激水平升高、神经-内分泌-免疫调节网络失衡。这些病理生理变化进一步损伤细胞和组织，导致器官功能障碍，增加慢性非传染性疾病发生风险。而慢性非传染性疾病一旦发生，又会加重身体的炎症反应、氧化应激和免疫紊乱，使亚健康状态恶化，形成恶性循环。如在心血管疾病发展过程中，炎症反应和氧化应激作用显著。长期处于亚健康状态的人群，血液中炎症因子水平升高，氧化应激产物增多，这些物质损伤血管内皮细胞，促进动脉粥样硬化形成，进而增加冠心病、脑卒中的发生风险。冠心病、脑卒中患者患病后，因身体应激反应和疾病本身影响，常出现疲劳、精神不振、情绪波动等亚健康状态表现。

（3）**从亚健康状态到慢性非传染性疾病的发展过程**　从亚健康状态到慢性非传染性疾病的发展是一个渐进过程，通常历经多个阶段。在亚健康状态初期，身体可能仅出现轻微不适症状，如疲劳、乏力、失眠等。此时身体生理功能虽有一定改变，但通过调整生活方式、缓解心理压力等干预措施，身体有望恢复健康。随着时间推移，若亚健康状态未得到及时有效干预，身体病理生理变化会逐渐加重，可能出现更明显的症状和体征，如血压升高、血糖异常、血脂紊乱等，此时身体已处于慢性非传染性疾病的前期阶段，即"疾病前状态"。在此阶段，若能及时发现并采取有效治疗措施，仍可阻止或延缓慢性非传染性疾病的发生。若"疾病前状态"也未得到重视和治疗，身体病变会进一步发展，最终导致慢性非传染性疾病发生。例如，长期处于亚健康状态的人，因饮食不规律、缺乏运动等，逐渐出现胰岛素抵抗和血糖升高。若此时不加以干预，随着病情进展，可能发展为糖尿病，并出现各种并发症，严重损害身体健康。

（4）亚健康状态的干预对预防慢性非传染性疾病的意义　当个体处于亚健康状态时，身体虽未发生器质性病变，但生理功能已出现不同程度的紊乱，这一状态与慢性非传染性疾病的发生发展密切相关。积极有效地对亚健康状态进行干预，对预防慢性病意义重大。

① 生活方式干预的重要性：针对亚健康状态成因，积极有效的生活方式干预对预防慢性非传染性疾病意义重大。生活方式干预主要包括合理饮食、适量运动、戒烟限酒、规律作息等。合理饮食是维持健康的基础，应遵循 "食物多样、谷类为主、粗细搭配，多吃蔬菜水果和薯类，每天吃奶类、大豆或其制品，常吃适量的鱼、禽、蛋和瘦肉，减少烹调油用量，吃清淡少盐膳食"原则。适量运动可增强体质、提高免疫力、改善心理状态，建议每周至少进行150 分钟中等强度有氧运动（如快走、慢跑、游泳等），并结合适量力量训练。戒烟限酒能减少烟草和酒精对身体的损害，降低慢性非传染性疾病发生风险。规律作息有助于维持身体生物钟正常运转，保证充足睡眠，利于身体恢复和修复。通过生活方式干预，可改善亚健康状态下的身体功能紊乱，降低慢性非传染性疾病发生风险。例如，一项针对肥胖人群的研究发现，通过合理饮食和适量运动的生活方式干预，不仅能减轻体重，还可改善胰岛素抵抗、降低血压和血脂水平，有效预防糖尿病、心血管疾病等慢性病发生。

② 心理干预的作用：心理因素在亚健康状态和慢性非传染性疾病发生发展中作用显著，因此心理干预也是预防慢性非传染性疾病的重要举措。心理干预可帮助处于亚健康状态的个体缓解心理压力、调节情绪、改善心理状态，从而提高身体免疫力和抵抗力，降低慢性非传染性疾病发生风险。常见心理干预方法包括心理咨询、心理治疗、心理调适训练等。心理咨询可帮助个体倾诉内心烦恼和压力，获得专业心理支持和建议；心理治疗针对存在心理障碍的个体，采用认知行为疗法、精神分析疗法等专业方法治疗；心理调适训练，如冥想、瑜伽、深呼吸训练等，可帮助个体放松身心、缓解焦虑、提高心理应对能力。例如，对于长期处于工作压力下的"上班族"，定期参加心理咨询和心理调适训练，能有效缓解心理压力，改善睡眠质量，减少焦虑和抑郁等不良情绪发生，降低患心血管疾病、糖尿病等慢性病的风险。

③ 早期干预的必要性：由于亚健康状态是慢性非传染性疾病的重要危险因素，早期发现和干预亚健康状态对预防慢性非传染性疾病至关重要。早期干预可在身体未出现明显器质性病变前，及时调整生活方式、采取相应治疗措施，阻止或延缓亚健康状态向慢性非传染性疾病发展。定期健康体检是早期发现亚健康状态的重要手段之一。通过健康体检，可检测身体各项生理指标，如血压、血糖、血脂、肝功能、肾功能等，及时发现潜在健康问题。对于发现的亚健康状态，应根据具体情况制定个性化干预方案，包括生活方式干预、心理干预、营养干预等，必要时还可采用中医中药等综合治疗方法干预。通过对亚健康状态采取生活方式干预、心理干预和早期干预措施，可有效降低慢性非传染性疾病发生风险，促进全民健康。应深入理解这一内容，为今后从事健康管理、疾病预防等相关工作筑牢坚实的理论根基。

(二)亚健康人群管理对慢性非传染性疾病防控的作用

在全球健康领域，慢性非传染性疾病已成为威胁人类健康和生命的主要因素。诸如心血管疾病、糖尿病、癌症和慢性呼吸系统疾病等慢性病，不仅给患者带来长期的身心折磨，也对社会医疗资源造成了巨大压力。而亚健康状态作为健康与疾病之间的过渡阶段，若能对亚健康人群进行行之有效的管理，将对慢性病的防控产生极为显著的正向影响。这不仅是健康管理领域的重要研究方向，更是提升全民健康水平的关键环节。

1. 生活方式改善对慢性病风险因素的控制

引导亚健康人群改善生活方式是管理的核心要点之一，对慢性病防控成效显著。饮食调整极为关键。借助营养教育与个性化饮食指导，助力亚健康人群优化饮食结构。倡导增加蔬菜、水果、全谷物以及优质蛋白质的摄入，同时减少饱和脂肪、反式脂肪、添加糖和钠盐的摄取。此饮食模式有助于体重控制，对血脂、血糖和血压水平起到调节作用，进而降低心血管疾病、糖尿病等慢性病的发病风险。如针对超重与肥胖的亚健康人群开展的饮食干预研究显示，历经 6 个月的低脂、高纤维饮食干预，参与者体重平均下降 5～8kg，且血脂和血糖指标显著改善，心血管疾病风险因素明显降低。

运动干预同样不可或缺。规律的有氧运动，像快走、慢跑、游泳等，以及力量训练，能够提升身体代谢水平，增强心肺功能，增加肌肉力量，并改善胰岛素敏感性。研究表明，每周进行至少 150 分钟中等强度有氧运动的亚健康人群，其心血管疾病发病风险可降低 30%～50%。此外，运动还能缓解精神压力，改善睡眠质量，全方位促进身心健康，进一步降低慢性病发生风险。

戒烟限酒对慢性病防控意义重大。助力亚健康人群戒烟，可大幅降低肺癌、心血管疾病等多种慢性病的发病风险。对于饮酒者，通过健康教育与干预，使其适量饮酒，避免过量饮酒对肝脏、心脏等器官造成损害，从而降低酒精性肝病、心肌病等疾病的发生概率。

2. 心理调节对慢性病发生发展的抑制作用

心理因素在亚健康状态与慢性病的发生发展进程中扮演着重要角色。长期的精神压力、焦虑、抑郁等不良情绪，既是亚健康状态的常见表现，也是慢性病发生的重要危险因素。

对亚健康人群实施心理管理，借助心理咨询、心理治疗以及心理调适训练等手段，帮助他们缓解精神压力，调整心态，改善情绪状态，能够有效抑制慢性病的发生发展。认知行为疗法作为常用的心理治疗方法，通过协助亚健康人群识别并改变负面思维模式与行为习惯，达到缓解焦虑和抑郁情绪的目的。研究发现，接受认知行为疗法干预的亚健康人群，心理压力显著减轻，生活质量得以提升，同时体内炎症因子水平有所下降。心理调适训练，如冥想、深呼吸、瑜伽等，能够帮助人们放松身心，降低应激激素分泌，改善神经-内分泌-免疫调节功能，增强身体抵抗力，降低慢性病发生风险。以长期处于工作压力下的亚健康人群为例，通过定期的心理咨询和心理调适训练，他们的焦虑和抑郁情绪得到缓解，睡眠质量提高，工作效率提升。这些心理干预措施还能降低他们患心血管疾病和消化系统疾病的风险，因为心理压力的减轻有助于调节自主神经系统功能，改善胃肠道蠕动和消化液分泌，减少心血管系统的应激反应。

3. 早期干预对慢性病进程的延缓作用

亚健康人群管理着重强调早期发现与早期干预。通过定期的健康体检和健康评估，及时察觉亚健康状态，并采取针对性干预措施，可有效延缓慢性病进程。

在亚健康状态下，身体部分生理功能虽已出现异常，但往往仍处于可逆阶段。此时进行干预，如调整生活方式、补充营养素、开展中医调理等，能够助力身体恢复平衡，防止病情恶化。以高血压为例，许多处于亚健康状态的人可能已出现血压轻度升高，但尚未达到高血压诊断标准。在此阶段，通过生活方式改变，如减少钠盐摄入、增加运动、控制体重、戒烟限酒等，结合心理调节，部分人的血压可恢复正常，从而避免发展为高血压。即便对于已确诊高血压的患者，在疾病早期积极干预，严格控制血压水平，也能显著降低高血压并发症，如冠心病、脑卒中、肾功能衰竭等的发生风险，延缓疾病进展。对于糖尿病前期的亚健康人群，通过合理的饮食控制、运动干预和血糖监测，许多人可避免发展为糖尿病。研究表明，对糖尿病前期人群进行生活方式干预，可使糖尿病发病风险降低30%~50%。早期干预不仅能减少慢性病发生，还可降低疾病严重程度，提高患者生活质量，减轻社会和家庭的医疗负担。

4. 提升全民健康素养，促进社会健康文化建设

管理亚健康人群的过程，也是普及健康知识、提升健康素养的过程。通过教育、咨询和服务，传播健康生活方式、疾病预防知识以及心理调适方法，帮助亚健康人群认识健康的重要性，掌握正确的健康管理方法。健康知识的传播，不仅能改善亚健康人群的健康状况，还会产生辐射效应，影响他人，促进社会健康文化建设。当更多人关注健康，社会将形成重视健康的文化氛围，有助于提高全民健康意识，促进健康行为养成，有力推动慢性病防控工作，形成良性循环，促进社会整体健康发展。

总之，亚健康人群管理对防控慢性非传染性疾病具有多方面的正向效应。通过改善生活方式、调节心理状态以及早期干预，能够有效控制慢性病风险因素，抑制慢性病发生发展，延缓疾病进程，对提升全民健康水平意义深远。

知识链接

从"朋克养生"看健康管理与亚健康

"朋克养生"反映出年轻人在追求健康和满足自身欲望间的矛盾状态。在年轻群体尤其是大学生中，亚健康现象愈发常见。学业的繁重、社交的复杂以及职业规划的压力，致使他们频繁熬夜、运动量不足且饮食失衡，进而引发诸多身体和心理问题。有效的健康管理对于改善这一现状至关重要，涵盖生活习惯的全方位调整：规律作息，保证充足睡眠；均衡饮食，摄入各类营养；定期锻炼，增强身体素质；维护心理健康，缓解压力。高校在此过程中应发挥积极作用，开设相关健康课程，提供心理辅导，助力学生养成健康生活方式，更好地迎接未来挑战。重视学生健康管理，既能保障当下的生活质量，也为未来奠定良好基础，使其能以饱满活力踏入社会。

本章小结

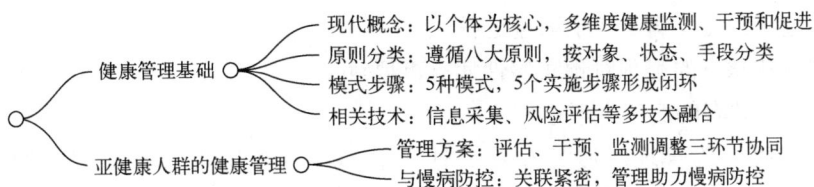

健康管理基础
- 现代概念：以个体为核心，多维度健康监测、干预和促进
- 原则分类：遵循八大原则，按对象、状态、手段分类
- 模式步骤：5种模式，5个实施步骤形成闭环
- 相关技术：信息采集、风险评估等多技术融合

亚健康人群的健康管理
- 管理方案：评估、干预、监测调整三环节协同
- 与慢病防控：关联紧密，管理助力慢病防控

课后练习

1. 以下不属于健康管理原则的是（　　　）。

A. 以疾病治疗为核心导向　　　　　　B. 个性化与精准化并重

C. 生命周期全覆盖　　　　　　　　　D. 多维度深度整合

E. 强调主动参与和自我管理

2. 按管理对象的健康状态分类，健康管理不包括（　　　）。

A. 健康人群　　　　B. 亚健康人群　　　　C. 疾病人群　　　　D. 康复人群

E. 以上都包括

3. 以下属于生活方式管理模式关注重点的是（　　　）。

A. 疾病的诊断与治疗　　　　　　　　B. 个体健康需求评估

C. 调整饮食、运动、睡眠等行为　　　D. 整合医疗资源

E. 为患者提供心理支持

4. 在健康管理的实施步骤中，健康风险评估的作用是（　　　）。

A. 收集个体健康信息　　　　　　　　B. 制定个性化健康干预方案

C. 预测个体未来患病或健康问题的可能性　D. 监督健康干预方案的执行

E. 评估健康管理的效果

5. 下列不属于健康信息采集技术的是（　　　）。

A. 问卷调查　　　　　　　　　　　　B. 基因检测

C. 可穿戴设备监测　　　　　　　　　D. 基于流行病学的评估方法

E. 医学检查技术

6. 亚健康人群健康管理方案中，生活方式干预不包括（　　　）。

A. 规律作息，保证充足睡眠　　　　　B. 提供戒烟指导与支持

C. 根据个体情况补充营养素　　　　　D. 倡导适量饮酒

E. 协助制作规律作息表

7. 慢性非传染性疾病的危险因素不包括（　　　）。

A. 合理饮食　　　　B. 长期吸烟　　　　C. 遗传因素　　　　D. 环境污染

E. 长期精神压力

8. 亚健康状态与慢性非传染性疾病的关联不包括（   ）。

A. 亚健康状态是慢性非传染性疾病的重要危险因素

B. 二者在病理生理机制上相互独立

C. 从亚健康到慢性病是一个渐进过程

D. 亚健康状态下的干预对预防慢性病有重要意义

E. 二者存在共有的病理生理过程

9. 在亚健康人群管理对慢性非传染性疾病防控的作用中，心理调节的作用不包括（   ）。

A. 缓解精神压力　　　　　　　　　B. 减少应激激素分泌

C. 增加体内炎症因子水平　　　　　D. 改善神经-内分泌-免疫调节功能

E. 抑制慢性病的发生发展

10.以下关于健康管理在企业应用的说法，错误的是（   ）。

A. 可以提升员工健康水平　　　　　B. 会增加企业医疗成本

C. 能提高员工工作效率　　　　　　D. 可通过举办健康讲座等方式实施

E. 为员工制定个性化健康管理计划

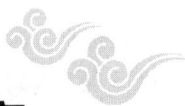

第五章
亚健康与慢性疲劳综合征

学习目标

▶ **知识目标**

1. 掌握疲劳及慢性疲劳综合征（CFS）的概念、分类方式，深入掌握流行病学特征。

2. 熟悉 CFS 的检测评估流程、诊断标准，以及与其他相似疾病的鉴别要点。

3. 了解相关案例的干预过程。

▶ **能力目标**

1. 能依据疲劳的分类标准，准确判断不同类型的疲劳，如生理疲劳与心理疲劳、急性疲劳与慢性疲劳等。

2. 可以运用所学的检测评估方法和诊断标准，对疑似 CFS 患者进行初步评估和诊断，判断其是否符合 CFS 的诊断标准。

▶ **素质目标**

1. 树立不断学习和探索的精神，关注 CFS 研究的前沿动态，提升自己的专业知识和技能水平。

2. 增强团队协作与跨学科整合能力，整合传统医学与现代医学的优势。

王某，女，38岁，教师，长期从事教学工作，近一年来感到极度疲劳，休息后无法缓解。主要症状包括持续性疲劳、注意力不集中、记忆力减退、睡眠障碍（入睡困难、多梦易醒）、肌肉关节疼痛、头痛、咽痛及低热。此外，她还伴有情绪低落、焦虑及食欲不振。体检结果显示无明显器质性病变，血压、血糖、血脂等指标正常。舌质淡红，苔薄白，脉细弱。

问题：

1. 请根据王某的症状，判断其是否符合慢性疲劳综合征（CFS）的诊断标准。
2. 如何设计一套针对王某的亚健康检测与评估方案？
3. 分析王某的病因病机，并提出干预建议。

第一节　慢性疲劳综合征的概念与流行病学特征

疲劳是一种普遍存在的生理和心理现象，既可能出现在健康人群中，也可能作为非特异性症状见于多种躯体性和精神性疾病。几乎每个人都曾有过疲劳的经历或感受。

一、疲劳的概念

关于疲劳的概念，现代辞书及百科全书中多有记载。如《辞海》载：持久或过度劳累后造成的身体不适和工作效率减退的现象。《现代汉语词典》载：①因体力或脑力消耗过多而需要休息。②因运动过度或刺激过强，细胞、组织或器官的功能或反应能力减弱，如听觉疲劳、肌肉疲劳。《中国大百科全书·心理学》载：疲劳是因持续工作造成体力及工作效率下降并伴随有疲怠感的现象。疲劳是一过性现象，除过度疲劳所造成的累积性疲劳外，经过休息，一般都可消失。《中国医学百科全书·劳动卫生与职业病学》载：疲劳一般指因过度劳累（体力或脑力劳动）引起的劳动能力下降现象，其产生因素是多方面的，如劳动强度过大、持续工作时间过长、精神过度紧张、工作单调、睡眠不足、消极的工作情绪、不良工作环境、操作频率过快等。疲劳是许多生理变化的最终结果，其发生既有中枢神经系统的功能改变，也有整体或局部组织器官的物质代谢改变。疲劳是一种暂时性的保护性生理反应，警告机体（或器官）需要休息。休息是消除疲劳、恢复工作能力的积极过程，若疲劳得不到及时消除，持续发展可造成疲劳蓄积，对健康和劳动能力带来一定影响和损害。《简明大英百科全书》载：疲劳是人类一种功能不全的表现形式，表现为对活动（体力或脑力）感到厌恶，难以继续进行。《不列颠百科全书》载：疲劳是一种特殊形式的人体功能不全，表现为厌恶和无力继续手头的工作，可源于持续的肌肉紧张，而痛苦、焦虑、恐惧和烦闷也常导致疲劳。《心理学词典》载：

①名词，指受先前努力工作影响而导致的工作能力减低。②名词，指努力过度导致工作能力降低后出现的内部状态，即疲劳感或劳累感。

由于疲劳的描述及测量存在一定难度，其产生机制至今尚无统一认识，准确、完整且实用的定义仍需综合考虑各种相关因素。归纳不同学者观点，可从以下方面理解疲劳：

（1）作为行为表现 疲劳是体力与脑力活动效能的下降。

（2）作为感觉状态 疲劳表现为虚弱、无力、倦怠、缺乏能量、易疲劳、犯困、想休息、缺乏动机、不耐烦、不高兴等体力或脑力感受。

（3）作为生理机制结果 疲劳是机体内部生化、生理及心理功能改变的体现，是体内自我保护机制发出的"停止信号"。

（4）与发生背景相关 疲劳常与物理因素（如温度、噪声等）、社会压力及文化背景等有关。

二、疲劳的分类

目前，关于疲劳的分类尚未形成统一的标准，相关术语的使用也较为混乱。根据疲劳的产生原因（如脑力或体力活动过度、环境因素、情绪压力、动机缺乏及疾病等）、发生部位（如全身性或仅发生在某一特定组织器官）、发生机制（如中枢性或外周性、生理性或病理性）以及表现形式（如急性或慢性）等方面的不同，可以采用不同的术语对疲劳进行分类。

（一）生理疲劳与心理疲劳

根据疲劳的基本表现，通常可将其分为生理疲劳和心理疲劳两大类。生理疲劳主要与体力活动相关，而心理疲劳则与脑力活动和情绪状态密切相关。

1. 生理疲劳

生理疲劳又称肌肉疲劳或体力疲劳（亦称躯体疲劳）。如《心理学词典》指出，肌肉疲劳是指肌肉组织因新陈代谢废物（如乳酸）的聚集而导致收缩能力降低。引起生理疲劳的原因包括作业强度过大、能量代谢率过高、连续作业时间过长、作业条件不良等，身体不适、睡眠不足或工作不熟悉者在上述情况下更易发生。受疲劳影响，人的心率、氧气消耗量、肌肉紧张程度等生理指标会与平常存在差异，因此可通过仪器或实验室指标对生理疲劳进行测量或评定。

运动性疲劳是生理疲劳的主要表现形式，指由于运动导致工作能力及机体机能暂时降低的现象。1982年第五届国际运动生化会议将其定义为"机体生理过程不能持续其机能在一特定水平上和（或）不能维持预定的运动强度"。1935年Siminson提出，疲劳包含代谢基质产物积累（积累假说）、活动所需基质耗竭（衰竭假说）、基质生理化学状态改变及调节协调机能失调等基本过程。运动中肌肉工作能力下降是疲劳的表现，这一过程中从大脑到肌肉存在一系列潜在疲劳环节。关于运动性疲劳的产生机制，主要有两种学说：①从中枢到外周的神经-肌肉传导，神经-内分泌、免疫和代谢调节的疲劳链；②从人体整体观念分析的突变理论。

根据上述论述，"生理疲劳"术语主要强调因体力过度导致代谢物堆积而引起的肌肉功能下降，但无法涵盖非体力过度或非肌肉本身问题导致的躯体倦怠感及活动量下降，而"体力疲劳（physical fatigue，或躯体疲劳）"含义更为宽泛。英国 Sharpe 等学者认为，体力疲劳是指感觉到肌肉中缺乏能量或力量；Smets 等提出，躯体疲劳是与倦怠感相关的躯体感觉。例如，普通人剧烈或持续活动后出现的肌肉酸痛、周身乏力、工作能力下降，运动员训练中出现的身体工作能力下降，以及多种疾病导致的躯体乏力（活动后加重，甚至无法完成日常体力活动），均属于体力疲劳范畴。总体而言，体力疲劳是由各种原因引起的躯体倦怠、周身或四肢无力感，表现为机体功能活动减退或下降，导致无法完成预定任务，甚至不同程度地影响日常工作与生活。

2. 心理疲劳

心理疲劳又称主观疲劳或精神疲劳（亦称脑力疲劳）。如《心理学词典》指出，心理疲劳是指精神过分集中或困扰导致的认知疲倦。《中国大百科全书·心理学》认为，心理疲劳不仅表现为体力不支，还可能伴随心情不安、退缩感及对无关刺激的过度敏感等。工作动机与情绪状态对心理疲劳的产生影响显著，流水作业、简单重复作业等也易引发厌倦情绪。《不列颠百科全书》将无明显动因、来去无常的疲劳称为心理性疲劳；《简明大英百科全书》认为，精神疲劳是由脑力工作（如创造性写作）引发的厌恶感或不适感；《中国百科大辞典》则指出，心理疲劳因神经系统过度紧张或长期从事单调工作而产生。

心理疲劳与生理疲劳的核心区别在于，其并非由肌肉工作强度过大引起，而是与个人心理负荷相关，受个性、能力、任务特征及生理状况影响。其症状包括体力不足、注意力涣散、情绪低落、工作效率降低，严重者可出现头痛、消化不良、神经衰弱等。测量指标既包括心率、大脑皮层诱发电位等客观数据，也涵盖主观评定方式。薛氏提出，心理疲劳多因行为活动紧张度高或过程简单重复导致，表现为隐性的心理不安与疲乏感，常见于长期从事紧张脑力劳动或处于特殊环境刺激下的人群（如护士）。

《简明大英百科全书》对精神疲劳的定义与前文一致，英国 Sharpe 等学者认为，精神疲劳（mental fatigue，或脑力疲劳）是以缺乏动机和警觉为特征的主观感觉。Chalder 等研制的疲劳量表将注意力不集中、思考困难、记忆力下降等归为精神疲劳表现；Smets 等则强调其认知症状，如注意力集中困难。正常情况下，精神疲劳多因精神高度紧张、用脑过度、睡眠不足等引发。丁氏综述指出，以注意力不集中为主的精神疲劳，主观症状包括思考困难、厌倦谈话、焦躁不安等十个方面。评定方法主要为主观症状询问及闪光融合频率、反应时、记忆力、脑电图等测试。

归纳而言，心理疲劳表现为体力不支感、情绪变化及认知功能下降，成因多与心理负荷过重、情绪波动、单调工作相关，可突然出现或消失。对于用脑过度、精神集中、睡眠不足或疾病引发的认知下降及效率降低，"精神疲劳"或"脑力疲劳"的表述更为准确，其核心是脑部精力不足，表现为注意力涣散、记忆力减退、工作出错、思考迟钝等。此外，文字翻译差异也是导致术语应用混乱的因素之一。

（二）生理性疲劳与病理性疲劳

1. 生理性疲劳

生理性疲劳是指健康人群在经历长时间或剧烈的生理活动（如脑力劳动或体力劳动过度、情绪变化等）之后出现的脑力或躯体方面的疲劳感，并伴随机体机能与工作能力的下降。也有人将脑、体力过度劳累后出现的躯体与精神疲劳及伴随的头痛、头昏、嗜睡、烦躁等症状称为"疲劳反应"。生理性疲劳或疲劳反应的程度往往与从事某种活动的强度或持续时间成正比，其症状历时短暂，引起疲劳的因素消除后，经过适当的休息，精力便可恢复，一般不引起过分烦恼或不愉快的情感体验，是一种正常的生理反应。

2. 病理性疲劳

病理性疲劳是指由于疾病原因导致的疲乏感，其原因包括毒素作用、化学物质的影响、贫血、缺氧、糖代谢障碍、水和电解质紊乱、代谢性酸中毒、营养不良等。病理性疲劳是许多疾病的非特异性症状，常见于微生物引起的传染性疾病、物理或化学性的职业性疾病、各系统各部位的恶性肿瘤以及一些精神疾病。在某些疾病中，如贫血、系统性红斑狼疮、结核、各种恶性肿瘤、甲状腺功能减退、慢性肝炎、多发性硬化、抑郁症等，疲劳往往是主要症状之一。病理性疲劳的程度通常与原发病的严重程度相关。

在临床诊断中，遇到以疲劳为主诉的患者时，医生需要详细询问病史，进行全面体检，并结合必要的实验室检查，以确定疲劳的具体原因并作出准确诊断。

（三）中枢性疲劳与外周性疲劳

1. 中枢性疲劳

中枢性疲劳是由中枢神经系统功能的改变或紊乱引起的脑力或躯体的疲劳。如运动医学领域认为脑细胞工作强度下降（即长时间工作引起中枢抑制性递质增多，从而引起皮层细胞兴奋性减弱，发放神经冲动频率减慢，工作能力下降）、脊髓运动神经元工作能力下降均可引起肌肉收缩力量下降，身体疲劳。脑细胞工作强度下降的意义可能在于中枢保护性抑制，以防止脑细胞的进一步耗损。

2. 外周性疲劳

外周性疲劳是因为中枢外的原因（主要是指肌肉本身的原因）引起的疲劳。如骨骼肌的代谢失常，能源不足，或代谢物堆积，可使肌肉感觉到酸困无力等；健康人群于长时间或剧烈的体力活动之后，由于代谢产物的堆积或组织损伤出现躯体的疲劳。

（四）急性疲劳与慢性疲劳

1. 急性疲劳

急性疲劳是指由于短期的体力或脑力消耗而引起的疲劳，通常在短时间内（如数小时或数天）即可通过适当的休息和恢复措施消除。

2. 慢性疲劳

慢性疲劳是指疲劳持续时间较长者（一般指1个月以上）且难以通过常规休息缓解。为便于对慢性疲劳的临床研究，美国疾病控制与预防中心（CDC）在1994年关于疲劳的研究大纲中将自我报告的持续存在1个月或1个月以上的疲劳统称为"长时间疲劳"（prolonged fatigue）。对持续或反复发作6个月或更长时间的疲劳定义为慢性疲劳（chronic fatigue）。把其中医学上不能解释的慢性疲劳又进一步划分为两类：①如果疲劳的严重程度及伴随症状满足美国 CDC 制定的慢性疲劳综合征的诊断标准，则归类为慢性疲劳综合征（chronic fatigue syndrome，CFS）；②如果疲劳的严重程度或伴随症状不满足该诊断标准，则归类为原发性慢性疲劳（idiopathic chronic fatigue）。

（五）全身疲劳与局部疲劳

1. 全身疲劳

全身疲劳是指周身感到疲倦无力。如机体在某些因素（如疾病）的影响下，感到周身疲乏无力，日常活动量下降，甚至卧床休息。

2. 局部疲劳

局部疲劳是指机体某一局部器官或部位因过度劳累而感到疲倦不适、功能下降。如用眼过度可能导致视觉疲劳。

三、慢性疲劳综合征的概念

慢性疲劳综合征是一种复杂的疾病，1988 年 3 月由美国 CDC 正式命名。慢性疲劳综合征以原因不明的慢性虚弱性疲劳为主要特征，其发生具有明确的起始点，患者的疲劳症状通常持续 6 个月以上，且由于疲劳的出现，导致其日常生活活动能力显著下降。这种疲劳无法通过休息或加强营养得到缓解，严重影响患者的生活质量。

除了持续的疲劳症状外，慢性疲劳综合征还伴随咽痛、淋巴结肿痛、肌肉痛、关节痛、头痛等一系列躯体症状，以及短期记忆力下降、集中注意力困难、睡眠紊乱（嗜睡或失眠）等认知功能障碍和情绪变化（抑郁或焦虑）等精神神经症状。尽管慢性疲劳综合征的症状多样且复杂，但目前尚未发现特异的实验室诊断指标。

四、慢性疲劳综合征的流行病学特征

慢性疲劳综合征自 1988 年美国疾病控制中心正式命名以来，逐渐引起了全球范围内的广泛关注。许多国家对该病在本国家的发病率、发病情况进行了抽样调查，然而，由于该病的诊断标准尚未完全统一，且缺乏特异的实验室诊断指标，其流行病学研究面临诸多挑战。下面基于现代文献的记载，对慢性疲劳综合征的流行病学特征进行如下概括。

（1）**发病区域**　CFS 在许多国家都有发病的统计，如美国、英国、加拿大、澳大利亚、新西兰、以色列、西班牙、法国等都有报道。国内也有小样本的发病统计。

（2）**发病率**　在西方国家，疲劳是人们前往医院就诊的五大常见原因之一。日本是慢性疲劳综合征（CFS）发病率最高的地区之一，符合 1994 年美国 CDC 标准和英国诊断标准的人群均达 1.5%。相较于日本，西方国家发病率较低：澳大利亚 CFS 症状持续 6 个月以上的发病人数约为每 10 万人中有 37 人；英国符合其诊断标准的发病率为 0.56%。美国 CDC 数据显示，西雅图地区每 10 万人中有 75～265 人患 CFS，旧金山地区约 200 人患 CFS 样疾病，且目前至少有 100 万美国人患有慢性疲劳综合征。

瑞典 Lundby 地区慢性疲劳流行率（定义同神经衰弱）较高，女性达 33%，男性为 21%。1997～2001 年，美国 CDC 在人口学特征与全国相近的堪萨斯州 Wichita 地区调查显示，CFS 发病率为每 10 万人中有 235 人，其中女性发病率约为男性的 4 倍。

我国也有区域性发病率报道：吴磊采用整群抽样法对南昌市 5 所高校 744 名教师调查发现，符合 1994 年美国 CDC CFS 诊断标准的患者占 13.8%。姚韧敏等对香港地区 1013 人调查显示，无疲劳者占 21.0%，轻度疲劳者占 21.2%，疲劳者占 57.8%；在疲劳人群中，一般性疲劳者占 53.0%，长时间疲劳者占 15.7%，特发性慢性疲劳者占 20.2%，符合 1994 年美国 CDC CFS 诊断标准者 65 人，发病率为 6.4%。

（3）**性别特征**　研究表明，CFS 的发病率存在显著的性别差异，女性发病率显著高于男性。美国大约 80 万的 CFS 患者中，70% 是女性，以 20～50 岁的年龄段为多见。中国国内学者以日本厚生劳动省诊断标准观察了 41 例 CFS 患者，三分之二为中青年女性。

（4）**职业特征**　研究表明 CFS 表现出职业发病的特点，某些职业人群的发病率显著高于一般人群。高发职业比如白领阶层、高校教师、医护人员，尤其是护士的发病率高于一般人群。国内调查 301 名护士，CFS 患病率为 11.67%，认为护士是 CFS 的高发人群。国内资料还显示，用抽样法对江西南昌 5 所高校 744 名教师进行的调查显示，该人群 CFS 患病率为 13.8%，认为高校教师是 CFS 发生的高危人群。另外，国内调查的 41 例患者中，贫困及失业者少，职业中科技界的人数为二分之一。

（5）**年龄特征**　CFS 的易发年龄在 20～50 岁之间，青少年及儿童也有一定的发病率，60 岁以上的老年人患病的案例较少。美国 CDC 的调查显示，CFS 的高发年龄是 40～59 岁。

第二节　慢性疲劳综合征的检测评估与诊断标准

一、慢性疲劳综合征的检测评估

慢性疲劳综合征的综合评定步骤如下。

1. 临床及实验室检查

（1）**全面而详细的病史资料的收集**　患者是否有疲劳特征，若有详细问询起病时间、诱因（如感染、应激）、持续时间、加重/缓解因素；患者是否有相应伴随症状，如疼痛、睡眠障碍、认知功能、自主神经症状（如直立性低血压）等，以及患者日常活动、工作或学习能力的下降程度。

（2）**实验室常规检查及排除其他有关疾病的检查**　实验室常规检查：如血常规、生化指标（肝肾功能、血糖）、甲状腺功能、炎症标志物［红细胞沉降率（ESR）、C 反应蛋白（CRP）］、维生素 D、维生素 B_{12}、铁代谢等。如果怀疑其他相关疾病，需进一步检查，如自身免疫病［抗核抗体（ANA）、类风湿因子（RF）］、感染［EB 病毒（EBV）、巨细胞病毒（CMV）、莱姆病、肝炎］、内分泌疾病（肾上腺功能）、神经系统疾病（如 MRI 排除多发性硬化）。

2. 排除医学上能解释的慢性疲劳病例

将持续或反复发作 6 个月的，医学上不能解释的疲劳病例分为慢性疲劳综合征或原发性慢性疲劳。

如果疲劳的严重程度及伴随症状满足上述修订标准，则归类为慢性疲劳综合征；如果疲劳的严重程度及伴随症状未满足上述修订标准，则归类为原发性慢性疲劳。

3. 根据基本参数的存在与否将疲劳病例分为不同的亚型

包括以下几个方面：①同时存在的其他疾病（精神疾病必须通过相关工具的使用予以证明）；②当前的疲劳程度可通过量表测定，如 Chalder 疲劳量表（CFQ），用于评估身体和精神疲劳；疲劳严重程度量表（FSS），用以量化疲劳对生活的影响；③疲劳病程；④当前的体能水平可通过工具测定，如心肺运动试验（CPET）、2 天 CPET 测试、直立性试验等。再根据参数的不同，将疲劳患者进一步分成不同类。

二、慢性疲劳综合征的诊断标准

慢性疲劳综合征（CFS）的诊断标准主要有以下几种。

1. 1994 年美国疾病控制与预防中心（CDC）诊断标准

（1）**主要标准** 严重的慢性疲劳，持续或反复发作，时间不少于 6 个月，且不是由于持续的体力或脑力劳动引起，经休息后不能明显缓解，导致职业能力、接受教育能力、社会活动能力及个人生活等方面较患病前有明显下降。同时排除其他可能引起类似症状的疾病，如恶性肿瘤、自身免疫性疾病、感染性疾病、神经系统疾病、精神疾病等。

（2）**次要标准** 包括记忆力或注意力下降、咽喉炎、颈部或腋窝淋巴结疼痛、肌肉疼痛、不伴有红肿的关节疼痛、新发的头痛、睡眠障碍、劳累后持续不适等 8 项症状中的至少 4 项。

2. 2015 年美国医学研究所（IOM）标准

（1）**核心症状** ①疲劳：疲劳是新发或明确发作的，严重到干扰了患者参与病前活动的能力，无法通过休息得到实质性减轻，且会因身体、心理或情感消耗而加剧。②运动后不适（PEM）：患者在暴露于身体或认知应激源后，症状和功能会恶化，而这些应激源他们以前是能够很好地耐受的。③睡眠障碍：患者在一夜睡眠后仍感到疲劳。

（2）**附加症状** 至少出现以下一种症状。①认知障碍：思考或执行功能的问题会因应激、努力、压力或时间压力而恶化。②直立不耐受：在保持直立姿势时症状会加重，但通过躺下或抬高双脚可以改善症状，虽然不一定完全消失。

3. 2003 年加拿大共识标准

（1）**核心症状** ①疲劳：持续 6 个月以上，活动能力显著下降。②活动后不适：活动后症状恶化，恢复期延长。

（2）**其他症状（需满足至少 3 类）** ①神经认知障碍：如记忆力减退、思维迟缓。②疼痛：肌肉痛、关节痛或头痛。③睡眠障碍：失眠或睡眠质量差。④自主神经症状：直立性低血压、心悸等。⑤免疫/内分泌表现：反复感染、体温调节异常等。

这些标准为慢性疲劳综合征的诊断提供了指导，但实际诊断过程中还需要排除其他可能导致疲劳的疾病。慢性疲劳综合征（CFS）的诊断标准较多，但美国CDC诊断标准被国际医学界公认为金标准。

三、慢性疲劳综合征的鉴别诊断

慢性疲劳综合征（CFS）的症状较为复杂且缺乏特异性，在诊断时需要与多种具有相似症状的疾病进行鉴别，以下是一些常见的需鉴别诊断的疾病。

1. 纤维性肌痛（FM）

纤维性肌痛是一种以慢性骨骼肌肉疼痛及疲劳为主要表现的疾病。纤维性肌痛的诊断标准为：主要标准中的三项必备，加上次要标准中的四项以上即可诊断。

（1）主要标准 ①至少三个解剖部位疼痛或僵硬，时间持续≥3个月；②6个或更多的典型的压痛点；③排除其他能产生相似症状的疾病。

（2）次要标准 ①全身性疲劳；②慢性头痛；③睡眠紊乱；④神经心理症状；⑤关节肿胀；⑥麻木或刺痛感；⑦肠易激综合征；⑧与活动、应激及天气变化有关的不同症状。

CFS以疲劳为主，纤维肌痛以疼痛为主。纤维性肌痛在诊断标准中肌痛及多个压痛点是必需症状。

2. 神经精神类综合征

神经精神类综合征也是研究慢性疲劳综合征中常见的一种情况。如抑郁性神经症常表现为严重的疲劳及多种躯体性与精神性症状。区分抑郁与疲劳出现的先后关系，对CFS的诊断很重要，因此有必要进行鉴别。

与抑郁有关的症状为：①食欲下降伴随体重下降，或食欲增加伴随体重增加；②失眠或嗜睡；③情绪亢奋或低落；④对日常活动丧失兴趣或性欲下降；⑤缺乏精力或感觉疲劳；⑥自卑感或不恰当的犯罪感；⑦思考或集中注意力的能力减退；⑧经常有厌世或自杀的想法。以上8个症状中出现5个表明有抑郁，出现4个表明可能有抑郁。

神经衰弱是一种精神神经疾病，它的疲劳与各种不愉快的情绪或心情密切相关，是长期心情紧张、烦恼、苦闷、压抑等引起的，休息不能消除这种疲劳，当心情舒畅时，疲劳可减轻及消失。神经衰弱性疲劳的特点为：①具有弥散性，干什么都觉得累。②带有明显的情绪性。③不伴有欲望和动机的减退，患者常苦于"力不从心"或"心有余而力不足"，有抱负，有追求，不甘心混日子。最典型的是疲劳与精神兴奋二者相结合，患者在感到疲劳的同时，心里想的却很多，欲念十分活跃。④既有体力疲劳又有精神疲劳。

第三节　慢性疲劳综合征的综合干预实践

在现代社会快节奏的生活与高强度的工作压力下，慢性疲劳综合征（CFS）已悄然成为困扰众多人群的"健康杀手"。患者长期经受持续性疲劳、注意力难以集中、记忆力减退等症状的折磨，不仅严重影响生活质量，还可能引发一系列并发症。由于其发病机制尚未完全明确，单一的治疗手段往往难以取得理想效果。基于此，本实践聚焦于慢性疲劳综合征的综合干预，通过深入探讨中医干预方案、非药物干预方案，并结合实际病例实践，力求为攻克这一复杂病症提供更全面、有效的解决思路与方法。

一、中医干预方案

中医虽无"慢性疲劳综合征"之名，但根据其症状表现，可将其归属于"虚劳""郁证""不寐"等范畴。中医认为，CFS 的发生主要与人体先天禀赋不足、后天调养失宜、情志失调、劳逸失度、饮食不节等因素有关。其病位主要涉及心、肝、脾、肾等脏腑，基本病机为气血阴阳亏虚，脏腑功能失调。中医在治疗 CFS 方面具有独特的理论和方法，通过整体调理，能够有效改善患者的症状，提高生活质量。CFS 可从中药内服、针灸、推拿、拔罐、运动等方面进行干预。

1. 中药

慢性疲劳综合征的中药治疗强调辨证施治，针对不同证型采用相应治法：脾虚湿困型以健脾化湿为主，选用六君子汤或参苓白术散，酌加行气化湿之品；肝肾阴虚型以滋补肝肾为要，常用六味地黄丸配合安神清热药物；心脾两虚型侧重补益心脾，归脾汤为主并佐以镇心安神之剂；肝郁脾虚型治宜疏肝健脾，逍遥散为基础方随证加减；痰瘀互结型则需化痰祛瘀通络，温胆汤合血府逐瘀汤加减运用。

2. 针灸、推拿、拔罐等

（1）**针灸疗法** 常用足三里、关元、太溪、三阴交、百会、内关等穴位，以补气养血，疏肝解郁，通络止痛。

（2）**推拿疗法** 常用点按、揉捏、推拿背部膀胱经、腹部任脉等手法，以疏通经络，缓解疲劳，改善气血运行。

（3）**拔罐疗法** 通过刺激背部足太阳膀胱经（脾俞、肝俞、肾俞）、督脉（大椎、命门）及足三里等穴位，采用留罐、走罐或闪罐等手法，以疏通经络、振奋阳气、化湿祛瘀。

3. 传统运动疗法

我国许多传统的运动健身项目，如气功、太极拳及各种健身操等，都可用于慢性疲劳综合征患者的干预中。通过良好、轻松的锻炼环境，为患者提供除工作、生活、学习之外的群体运动环境，帮助其消除外来压力的影响；通过主动、积极的锻炼，消除其繁杂的疲劳性心理因素，减轻心理压力因素的影响；通过有效的有氧呼吸运动调整，改善机体和脑组织的缺氧状态；轻柔、和缓、协调的锻炼，既能保证锻炼康复的有效性，又能够减少过度运动造成的损伤，以提高锻炼质量。

二、其他非药物干预方案

其他非药物干预如心理行为疗法、放松训练、冥想、运动疗法、生活方式调整、环境改善优化等。

1. 心理行为疗法

近年来，心理行为疗法在慢性疲劳综合征（CFS）治疗中展现出显著优势。行为疗法基于学习理论，认为异常行为（包括躯体症状）可通过条件反射机制形成，需通过反向训练予以矫正。其核心在于识别并修正患者的不良认知模式，结合行为训练重建适应性行为。与传统心理治疗相比，该疗法具有三大特征：①以实验心理学证据为基础，强调可量化的行为改变；②采用标准化治疗程序，可重复性强；③注重建立科学的疗效评估体系。研究证实，行为疗法通过调整患者对症状的感知和应对方式，能有效打破"疲劳-回避"的恶性循环，改善情绪状态与社会功能。其临床效果经多中心试验验证，具有较高的循证医学支持，已成为 CFS 综合治疗的重要组成部分，尤其适用于轻中度患者及配合心理干预意愿强的人群。

2. 放松训练及冥想

放松训练：帮助患者进行渐进性肌肉松弛，让患者依次紧绷和放松身体各部位肌肉，如从脚部开始，先紧绷 10～15 秒，再放松 20～30 秒，逐步向上至头部，每次训练 20～30 分钟，每周 3～4 次。可有效缓解肌肉紧张，减轻身体疲劳感。

冥想：患者选择安静舒适环境，盘腿而坐或平躺在床上，专注于呼吸，排除杂念。每天冥想 15～20 分钟，有助于放松身心，改善睡眠质量。

3. 运动疗法

慢性疲劳综合征（CFS）患者的体力活动呈现双向矛盾性：过度活动会诱发或加重疲劳及相关症状，但完全缺乏活动亦会导致植物神经功能紊乱（如体位性心动过速/低血压）和内分泌异常。研究表明，单纯休息对症状缓解作用有限，而科学设计的运动干预（如逐级递增的有氧/力量训练）可显著改善患者的生理功能与心理状态。监督下的适量运动能增强肌肉力量、提升运动耐力、缓解心理紧张，并通过提高应激应对能力改善疾病控制感。现有证据支持将逐级锻炼法作为 CFS 的核心治疗手段，尤其对严重患者，在安全范围内的运动可协同改善症状且无明显副作用。该疗法强调个体化方案制定，通过逐步突破活动耐受阈值，在避免症状反跳的同时重建身体机能。最新研究证实，规律性运动干预可有效打破"活动-疲劳"恶性循环，其长期效益优于传统静养策略，为 CFS 的康复管理提供了新的循证医学依据。

三、慢性疲劳综合征的干预案例

张某，男，43 岁，IT 工程师，常年负责大型项目的系统架构设计。张某每日平均工作时长超 12 小时，频繁加班熬夜，三餐不规律且多以快餐果腹，几乎没有运动时间。近一年来，他常感身体极度疲惫，即使经过整夜睡眠，晨起仍觉困倦乏力，工作时注意力难以集中，多次在代码编写中出现低级错误。记忆力也明显减退，时常忘记重要会议和工作安排。起初，张某以为只是工作太累，休息几天就能恢复。然而，随着时间推移，症状愈发严重，还伴随头痛、肌肉酸痛、咽喉肿痛等不适。家人发现他情绪变得烦躁易怒，对曾经热衷的电子竞技也提不起兴趣。在家人的强烈要求下，张某前往医院就诊。

张某面色疲惫，四肢无浮肿，肌力、肌张力等方面未见异常。舌淡，苔薄白，脉弦细。张某血常规检查显示白细胞计数略低，提示机体免疫功能可能下降；甲状腺功能检查排除了甲状腺疾病导致疲劳的可能；肝功能检查中谷丙转氨酶轻度升高，或与长期劳累及不良饮食习惯有关；脑部 CT 检查未见明显器质性病变。此外，张某在 CFQ 测评中，生理功能、精力等维度得分远低于同龄人正常水平，符合慢性疲劳综合征的诊断标准。结合症状持续时间及各项检查结果，张某被确诊为慢性疲劳综合征。

任务：制定慢性疲劳综合征的干预方案。

1. 中药调理

根据张某神疲乏力、烦躁易怒等症状，结合舌脉表现，辨证为肝郁脾虚证。采用疏肝健脾、益气养血的中药方剂，以柴胡疏肝散合四君子汤为基础方加减。柴胡、白芍疏肝解郁；党参、白术、茯苓、甘草健脾益气；当归、黄芪养血补气。每日一剂，水煎分早晚两次温服。

2. 针灸治疗

选取足三里、三阴交、太冲、百会、神门等穴位。足三里为足阳明胃经合穴，可健脾和胃、扶正培元；三阴交是肝、脾、肾三经交会穴，能益气养血；太冲为肝经原穴，可疏肝理气；百会位于巅顶，可醒脑开窍；神门为心经原穴，能安神定志。采用平补平泻手法，留针 15 分钟。

3. 生活方式调整

规律作息：制定严格的作息时间表，每晚 23 点前入睡，保证 7 ～ 8 小时高质量睡眠。设置固定的起床时间，即使在周末也保持作息一致，帮助调整生物钟。

合理饮食：遵循均衡饮食原则，增加富含优质蛋白质、维生素和矿物质的食物摄入。早餐可选择鸡蛋、全麦面包、牛奶；午餐和晚餐搭配瘦肉、鱼类、新鲜蔬菜和适量粗粮，如糙米、燕麦等。减少快餐、油炸食品及高糖饮料的摄入，每日保证足够的水分。

适度运动：采用循序渐进的方式开展运动，初期选择低强度的有氧运动，如散步、八段锦，每次 30 分钟，每周 3 次。随着身体状况改善，逐步增加运动强度，可尝试慢跑、游泳，每周运动频率保持在 4 次，每次运动时间延长至 45 分钟。

4. 心理干预

考虑到张某工作压力大且情绪烦躁，建议对其进行心理疏导。可定期安排专业心理咨询师对其进行认知行为疗法，帮助他正确认识工作压力与自身情绪的关系，改变不合理的思维模式和应对方式。同时，鼓励张某培养兴趣爱好，如绘画、阅读，丰富业余生活，缓解工作压力，保持积极乐观的心态。

📖 知识链接

疲劳的"奇妙世界"

疲劳时，大脑谷氨酸水平升高，可能导致"脑雾"，影响认知功能。适量咖啡因可缓解此现象，但避免过量。情绪传染现象表明，看到他人疲劳，自己也可能感到疲倦。因此，与积极乐观的人相处，远离负能量，有助于减轻疲劳感。

疲劳是身体的自我保护机制，提醒我们休息，避免过度劳累。大脑在疲劳时进入节能模式，前额叶皮层活动减少，导致决策和自控能力下降。短暂午睡或冥想可恢复大脑功能，提升活力。

疲劳不仅影响身体，还会让情绪坐上"过山车"。研究发现，疲劳时大脑中负责情绪调节的杏仁核活动增强，而前额叶皮层的控制力减弱，导致我们更容易情绪波动。这就是为什么疲劳时我们更容易发脾气或感到沮丧。下次情绪失控时，不妨问问自己：是不是太累了？

运动是缓解疲劳的"神奇解药"！适量运动可以促进大脑释放内啡肽（一种"快乐荷尔蒙"），提升情绪和精力。此外，运动还能改善血液循环，增加氧气和营养物质的供应，帮助身体更快恢复。所以，当你感到疲劳时，不妨站起来活动一下，哪怕只是散步几分钟，也能让你焕然一新！

中医认为，疲劳与气血不足、脏腑功能失调密切相关。中医将疲劳分为多种类型，如气虚型、阴虚型、肝郁型等，每种类型都有对应的调理方法。例如，气虚型疲劳可以通过食用黄芪、党参等补气药材来缓解，而肝郁型疲劳则可以通过疏肝解郁的中药（如柴胡、郁金）来改善。中医还强调"治未病"，通过调理体质预防疲劳的发生。

现代科技为疲劳管理提供了新工具。例如，智能手环可以实时监测心率、睡眠质量及运动量，帮助了解疲劳的原因；冥想应用程序可以提供放松训练，缓解心理疲劳；甚至还有专门针对疲劳的营养补充剂，如 B 族维生素、镁等，帮助恢复精力。科技让疲劳管理变得更加科学和便捷！

本章小结

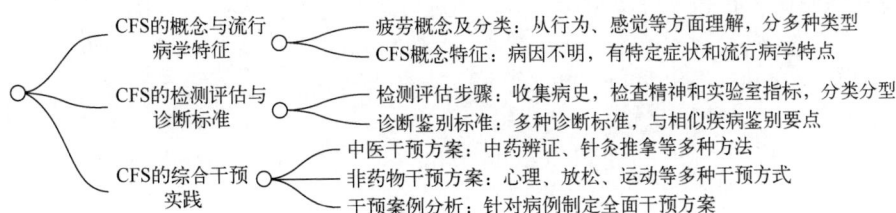

课后练习

1. 以下关于疲劳概念的描述，错误的是（　　　）。

A. 是体力与脑力活动效能的下降

B. 仅表现为身体的虚弱和无力

C. 是机体内部生化、生理及心理功能改变的体现

D. 常与物理因素、社会压力及文化背景等有关

E. 是一种主观感觉，包括倦怠、缺乏能量等

2. 下列属于心理疲劳表现的是（ ）。

A. 肌肉酸痛
B. 周身乏力

C. 注意力涣散
D. 运动能力下降

E. 新陈代谢废物堆积

3. 慢性疲劳综合征的主要特征不包括（ ）。

A. 原因不明的慢性虚弱性疲劳
B. 疲劳症状持续至少 3 个月

C. 疲劳无法通过休息或加强营养得到缓解
D. 日常生活活动能力显著下降

E. 可伴随多种躯体和精神神经症状

4. 按照 1994 年美国疾病控制与预防中心（CDC）诊断标准，诊断慢性疲劳综合征时，次要标准中需满足至少（ ）症状。

A. 2 项
B. 3 项
C. 4 项
D. 5 项

E. 6 项

6. 诊断慢性疲劳综合征时，需要进行实验室常规检查，以下不属于常规检查项目的是（ ）。

A. 血常规
B. 甲状腺功能

C. 自身免疫病相关指标（ANA、RF）
D. 生化指标（肝肾功能、血糖）

E. 炎症标志物（ESR/CRP）

7. 纤维性肌痛与慢性疲劳综合征的主要区别在于（ ）。

A. 纤维性肌痛无疲劳症状

B. 慢性疲劳综合征无疼痛症状

C. 纤维性肌痛以疼痛为主，且诊断标准中肌痛及多个压痛点是必需症状

D. 慢性疲劳综合征的症状持续时间更长

E. 两者发病原因完全不同

第六章
亚健康的发展趋势

学习目标

▶ **知识目标**

1. 掌握生物组学、可穿戴设备与移动医疗、大数据与人工智能等新技术在亚健康研究中的应用原理。

2. 熟悉中医药在亚健康研究中的创新发展方向，如经典理论挖掘与现代阐释、体质学与亚健康关联拓展等。

3. 了解亚健康研究的未来展望，明确精准化研究在亚健康发病机制、干预策略方面的发展趋势。

▶ **能力目标**

1. 能借助新技术手段，分析亚健康相关数据，如利用生物组学技术解读基因等数据，运用大数据分析亚健康流行趋势。

2. 能利用所学知识，在实际场景中识别亚健康状态，并能向他人科普亚健康相关知识，提高公众健康意识。

▶ **素质目标**

1. 增强对传统中医药文化的认同感和传承意识，积极探索中医药在亚健康防治中的独特价值。

2. 树立创新思维，关注亚健康研究领域的新技术、新方法，不断探索更有效的亚健康防治策略。

3. 提升社会责任感，致力于改善公众健康状况，积极参与亚健康防治的相关工作。

案例导引

小李，32岁程序员，每日长时间面对电脑编写复杂代码。为赶项目进度，常熬夜加班，三餐依赖外卖，几乎没有时间运动。近期，小李总觉浑身乏力，即使周末睡一整天也无法恢复精力，还频繁头疼、食欲不振、情绪低落，对工作提不起兴趣，与同事关系也常因小事而易起摩擦。去医院全面检查，各项指标却均在正常范围。在现代社会，像小李这样身体处于既非健康又未患病状态的人并不少见，这就是亚健康。

问题：

1. 上述案例中，小李出现了哪些亚健康症状？

2. 结合案例，分析导致小李处于亚健康状态的原因。

3. 小李去医院检查各项指标正常，但身体却有诸多不适，这说明了什么？

参考答案：

1. 小李出现的亚健康症状包括浑身乏力、头疼、食欲不振、情绪低落、对工作提不起兴趣以及人际关系紧张。

2. 导致小李亚健康的原因主要有长期高强度工作、熬夜加班致睡眠不足、饮食不健康（常吃外卖）、缺乏运动等。

3. 这表明亚健康状态的表现不符合现代医学既定的疾病临床或亚临床诊断标准，其症状较为隐匿，不能单纯依靠常规医学检查判断，需综合多方面因素评估。

亚健康，作为健康与疾病间的过渡阶段，在现代社会的重要性日益凸显。随着全球经济快速发展，工业化与城市化进程加快，人们生活节奏愈发紧凑，生活方式发生巨大变化。长时间工作学习、缺乏运动、饮食不均衡、睡眠不足及精神压力过大等因素，共同致使处于亚健康状态的人群数量急剧上升。深入研究亚健康，不仅有助于揭示其复杂发病机制，更能为疾病预防和提升整体人群健康水平提供关键思路。

一、传统亚健康研究方法

传统研究方法多从临床症状出发，医生借助询问病史、体格检查及常规实验室检查，如血常规、血生化等，排查器质性病变，若未发现异常，却有诸多不适，便考虑亚健康可能。此外，常运用各类量表，像疲劳评定量表、焦虑自评量表等，量化评估心理与躯体状态，辅助判断亚健康程度。中医视角下，注重整体观念与辨证论治，通过望、闻、问、切，分析体质类型与气血阴阳盛衰，判断亚健康证型，如肝郁脾虚、心脾两虚等，为后续干预提供依据。

1. 流行病学调查

通过开展大规模、多维度人群调查研究，科研人员对亚健康在不同人群中的分布特征、主要危险因素等有了较为清晰的认识。研究表明，年龄、性别、职业性质、生活方式以及心理压力等因素与亚健康的发生发展密切相关。例如，中年人群因面临工作与生活的双重压力，更易出现亚健康状态；从事高强度脑力劳动的职业人群，如程序员、金融从业者等，亚健康发生率相对较高。

2. 中医理论与实践

中医在亚健康防治领域具有独特优势和深厚理论基础。中医秉持整体观念，认为人体是有机整体，亚健康发生主要源于人体阴阳失衡、气血运行不畅及脏腑功能失调等。基于此理论，中医通过辨证论治，采用中药调理、针灸、推拿、艾灸、食疗等多种手段干预亚健康状态。在长期临床实践中，中医积累了丰富经验并取得显著成效。例如，针对气血不足导致的疲劳、面色苍白等亚健康症状，中医常采用益气补血的中药方剂进行调理。

3. 评估方法

评估个体是否处于亚健康状态的方法主要包括主观问卷调查、客观生理指标检测以及综合评估模型等。主观问卷调查通过设计科学合理的量表，如亚健康状态自评量表（SHSQ-25），能较全面地收集个体对自身身体和心理状态的主观感受与自我评估信息。客观生理指标检测从神经、内分泌、免疫等多个系统选取具有代表性的相关指标，如心率变异性、唾液皮质醇、免疫球蛋白等，通过检测与分析这些客观指标，为亚健康诊断提供客观依据。综合评估模型充分整合主观问卷与客观指标的优势，将两者有机结合，提高了亚健康评估的准确性和科学性。

二、亚健康研究的未来展望

1. 精准化

（1）**建立亚健康的精准定义与个性化的诊断标准**　未来，借助大数据、生物组学、人工智能等技术，深入分析亚健康人群的临床和生物学数据，建立精确的亚健康定义和诊断标准。通过全基因组测序和代谢组学分析，筛选亚健康相关生物标志物，结合临床症状构建精准诊断模型，实现亚健康的早期诊断。全基因组关联分析已揭示与疲劳、焦虑等亚健康症状相关的基因位点，结合传统临床指标，可提高诊断准确性。

制定针对不同亚健康状态的个性化诊断标准，考虑个体在遗传背景、生活环境、心理状态等方面的差异，建立分层分类的诊断体系。例如，对遗传易感性高的人群，关注遗传相关生物标志物；对高压环境下生活的人群，评估心理压力相关指标等。这种个性化诊断标准能更准确地判断亚健康状态，为精准干预提供依据。

（2）**精准研究发病机制**　深入研究系统生物学，揭示亚健康的发病机制。利用网络生物学和系统代谢组学等技术，研究多个系统间的相互作用，构建分子调控网络。分析关键节点和信号通路，明确亚健康的核心机制。例如，系统代谢组学技术可揭示亚健康状态下多条代谢通路异常，影响生理功能。研究这些通路中的关键酶和代谢产物，有望揭示亚健康发生、发展的深层次机制。

结合遗传多态性研究，探讨个体遗传背景对亚健康易感性的影响。研究不同遗传背景人群面对相同危险因素时，亚健康发展的差异及内在机制。例如，基因多态性可能导致对心理压力耐受性降低，出现亚健康心理症状。研究这些遗传因素，为个性化预防和治疗提供基因层面依据。同时，开展基因与环境相互作用研究，探索环境因素如何影响基因表达和亚健康的发生发展。

（3）**制定精准干预策略**　根据诊断和研究结果，制定个性化干预策略。针对不同亚健康状况和风险因素，选择适宜的干预措施，如药物、营养、运动、心理调节等。针对睡眠障碍，制定个性化睡眠方案，结合药物和心理行为疗法，改善睡眠环境以提高睡眠质量。

利用生物技术和信息技术，研发针对特定亚健康的靶向干预产品。例如，基因编辑技术的细胞治疗产品可修复基因缺陷，改善生理功能；个性化营养补充剂精准补充营养素，纠正失衡状态；结合可穿戴设备和移动医疗技术，实现干预效果的实时监测和评估；通过人工智能系统实时分析数据，及时调整干预方案，提高精准性和有效性。

2. 新技术在亚健康研究中的应用

（1）**生物组学技术**　是一类用于研究生物系统中各种分子组成及其相互作用的技术，包括基因组学研究技术、转录组学研究技术、蛋白质组学研究技术及代谢组学研究技术等。

① 基因组学研究技术：基因组学研究生物体的基因组。在亚健康研究中，全基因组关联分析（GWAS）技术可扫描大规模人群基因组，锁定与亚健康相关的基因变异区域。例如，通过 GWAS 发现，多个基因位点与疲劳、情绪低落等症状有关，这些基因参与神经递质、能量代谢，变异后可能引发亚健康。外显子组测序聚焦基因组中编码蛋白质的外显子区域，有助于发现罕见的、影响大的基因变异，为揭示发病机制提供线索。功能基因组学则探索基因功能、表达调控及基因与环境相互作用，为亚健康个性化防治提供基因层面依据。

② 转录组学研究技术：转录组学研究特定细胞、组织或生物体在某一状态下所有转录产物的集合。在亚健康研究中，高通量测序可分析亚健康人群组织细胞转录过程及产物的变化。如对亚健康疲劳人群研究发现，这类人群线粒体功能、能量代谢相关信号通路异常，转录因子活性及非编码 RNA 表达改变，影响相关基因转录，导致线粒体功能受损引发疲劳。这为寻找治疗靶点提供了线索。

③ 蛋白质组学研究技术：蛋白质组学研究特定时间、环境下生物体表达的所有蛋白质，双向凝胶电泳和质谱分析等技术能分离、鉴定蛋白质，该技术常用于亚健康研究。研究人员分析亚健康人群样本，发现血清中参与免疫调节、氧化应激的蛋白质表达有变化，进一步研究其功能、修饰等，有助于了解发病机制，为开发诊断标志物和治疗药物提供支持。

④ 代谢组学研究技术：代谢组学研究生物体代谢产物的变化。在亚健康研究中，该技术能检测亚健康人群代谢物变化，分析代谢通路异常。比如，发现与能量、脂质、氨基酸代谢相关的代谢物水平异常，可作为亚健康早期诊断生物标志物。同时，通过跟踪干预措施实施后代谢物变化，能评估干预效果。

（2）**可穿戴设备与移动医疗技术**　可穿戴设备与移动医疗技术通过实时监测健康数据、提供个性化健康管理方案以及便捷的医疗服务，帮助人们及时发现亚健康状态、干预和改善亚健康状况，从而在亚健康的预防、监测和管理方面发挥重要作用。

① 实时生理参数监测：可穿戴设备能实时监测多种生理参数。比如，通过记录静息心率、心率变异性等心率参数，评估自主神经系统功能；记录睡眠过程的相关信息，可判断睡眠阶段，助力诊断睡眠障碍。还可以监测血压、血氧等参数，为医生诊断提供数据支持。

② 移动医疗应用：移动医疗应用程序可以通过记录、分析用户饮食、运动等健康信息，结合可穿戴设备数据评估健康状况。例如，可根据饮食信息提供个性化饮食建议，制定运动计划并监测运动指标，部分应用程序还具备在线咨询等功能，打破时空限制，提高健康管理便利性。

③ 远程健康监测与干预：医生能够依托云端平台，远程实时跟踪患者生理数据。针对亚健康人群，通过持续监测血压、血糖等关键指标，一旦发现异常，医生可立即通过视频通话与患者沟通，详细了解情况后给予专业指导，必要时调整治疗或保健方案。尤其在疾病康复阶段，还能借助这一体系准确评估康复训练效果，有效打破时空限制，极大地提升就医体验，全方位助力改善健康水平，实现对亚健康状态的高效管理与积极干预。

（3）大数据与人工智能技术 大数据与人工智能技术是当今科技领域的重要组成部分，通过大数据分析及人工智能诊断从而实现智能健康管理。

① 大数据分析：大数据分析可整合临床医疗、健康体检等多渠道亚健康数据，挖掘流行趋势、危险因素关联及发病模式。分析互联网健康平台数据发现，快节奏城市年轻人因熬夜、依赖外卖，亚健康发生率高，基于此可开展针对性的健康教育和行为干预。

② 人工智能诊断：人工智能诊断借助机器学习、深度学习算法，通过学习大量亚健康病例数据，能自动识别特征模式。如基于深度学习的图像识别技术，可精准分析脑部 MRI 等医学影像，辅助诊断与亚健康相关的神经、心血管异常，相比传统诊断，具有高效、准确、客观的优势，在基层医疗和体检机构应用前景广阔。

③ 智能健康管理：智能健康管理借助可穿戴设备与移动医疗技术，通过人工智能算法为亚健康人群打造全方位个性化服务体系。可穿戴设备持续采集如心率、血压、运动步数等关键生理参数，并实时传输至移动医疗平台。移动医疗应用程序不仅能同步记录用户饮食、运动等日常健康信息，还能依据这些综合数据，结合个体健康状况，利用人工智能系统精准提供定制化的健康建议、科学饮食计划以及合理运动方案。例如，一旦监测到用户心率异常且运动步数减少，系统会迅速判定用户可能处于过度疲劳状态，并及时推送相应的缓解方案。

（4）中医药在亚健康研究中的创新发展 中医药作为我国传统医学瑰宝，在亚健康研究与防治领域有着深厚理论根基和丰富实践经验。随着现代医学对亚健康状态重视程度的提高，中医药凭借独特的整体观念、辨证论治思想，在亚健康研究中展现出巨大的创新潜力。

① 挖掘经典理论与现代阐释：中医经典理论对亚健康状态有深刻认识。《黄帝内经》中"不治已病治未病"的理念，强调在疾病未形成前进行预防和干预，与现代亚健康防治理念高度契合。深入挖掘《伤寒杂病论》《金匮要略》等经典著作，其中关于人体阴阳平衡、气血调和等论述，为理解亚健康本质提供了理论源泉。

运用现代科学技术手段，从细胞生物学、分子生物学、系统生物学等角度，对中医经典理论进行创新性阐释。例如，以系统生物学方法研究中医"阴阳平衡"理论，通过分析机体在亚健康状态下多系统的功能变化，揭示阴阳失衡与神经内分泌免疫网络紊乱之间的内在联系。研究发现，人体处于亚健康状态时，阴阳失调可能导致神经递质分泌异常、激素水平失衡以及免疫系统功能紊乱，从而引发一系列躯体和心理症状。通过这种现代阐释，古老的中医理论在现代科学语境下焕发生机，为亚健康的中医防治提供更坚实的理论基础。

② 拓展中医体质学与亚健康的关联：中医体质学认为，个体体质差异是导致亚健康发生发展的重要因素之一。传统中医体质分类包括平和质、阳虚质、阴虚质、气虚质、痰湿质、湿热质、血瘀质、气郁质、特禀质等九种类型。进一步完善中医体质分类标准，结合现代流行病学调查和基因检测技术，深入研究不同体质类型与亚健康发生发展的关系及其内在机制。

例如，研究表明阳虚体质人群由于阳气不足，机体温煦功能减弱，更容易出现疲劳、怕冷、免疫力低下等亚健康症状。通过对这类人群的基因分析，发现与能量代谢、免疫调节相关的基因表达存在差异，这可能是阳虚体质易患亚健康的遗传学基础。基于此，建立基于中医体质的亚健康预测模型，通过采集个体的体质特征、生活方式、基因信息等数据，运用大数据分析和人工智能算法，预测个体患亚健康的风险，并制定个性化的预防方案，实现从传统的经验性判断向精准预测的转变。

亚健康学在多学科融合与新技术应用的推动下，不断完善诊断和干预体系，实现更精准、个性化的诊疗，充分发挥中医药特色优势，进一步提升人们对亚健康状态的认识和防治水平，助力大众保持良好的健康状态，真正实现从"治已病"到"治未病"的转变，为全民健康事业做出更大贡献。

知识链接

走进亚健康研究的前沿世界

想要深入了解亚健康研究的最新进展吗？以下这些渠道可以为你打开知识的大门！

专业学术期刊：阅读《中华预防医学杂志》《中国公共卫生》《中医杂志》等专业期刊，这些刊物聚焦于临床医学、预防医学、中医学等领域，常发表关于亚健康研究的高质量论文，让你紧跟学科发展步伐，加深对亚健康研究的理解。

医学科普平台：关注"丁香园""健康界"等医学科普平台，它们会用通俗易懂的语言解读复杂的医学研究成果。在这些平台上能看到关于亚健康的科普文章、专家访谈，了解日常生活中如何运用最新研究成果改善亚健康状态，比如借助智能健康管理设备进行自我监测，以及依据中医体质学说制定个性化的饮食运动方案，将理论知识与实际生活紧密联系起来。

线上学术讲座与研讨会：在中国大学MOOC、网易云课堂等在线教育平台，以及各科研机构的官方网站上，经常会发布线上学术讲座和研讨会的信息，能让你近距离接触前沿研究，拓宽学术视野，提升对亚健康研究的兴趣和认知深度。

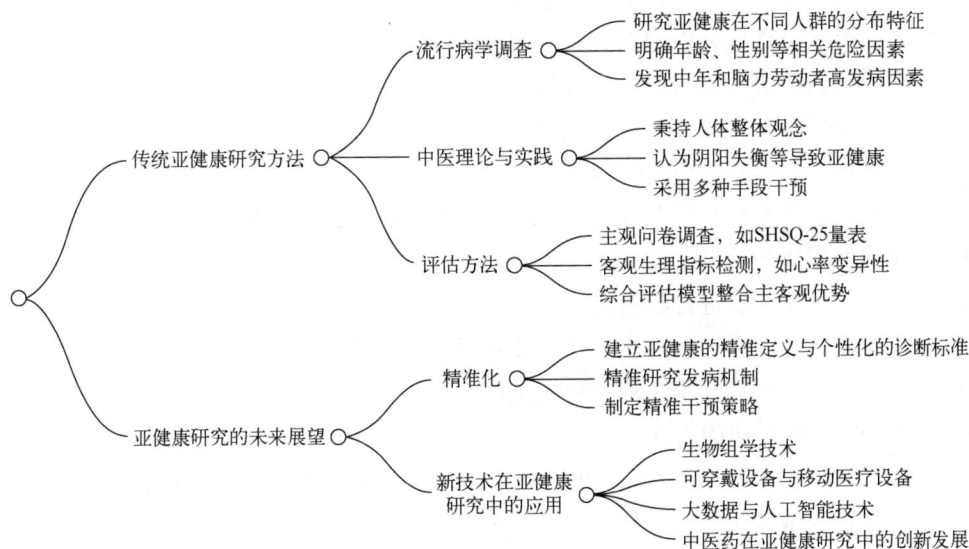

课后练习

1. 以下不属于传统亚健康研究方法的是（　　）。

A. 流行病学调查

B. 借助大数据分析亚健康流行趋势

C. 运用中医望、闻、问、切判断亚健康证型

D. 使用疲劳评定量表评估心理状态

E. 通过血常规等常规检查排查器质性病变

2. 在亚健康研究中，全基因组关联分析（GWAS）技术属于（　　）。

A. 转录组学研究技术　　　　　　　　B. 蛋白质组学研究技术

C. 代谢组学研究技术　　　　　　　　D. 基因组学研究技术

E. 大数据分析技术

3. 中医认为亚健康发生的主要原因不包括（　　）。

A. 人体阴阳失衡　　　　　　　　　　B. 气血运行不畅

C. 病毒感染　　　　　　　　　　　　D. 脏腑功能失调

E. 饮食不节

4. 关于可穿戴设备在亚健康研究中的应用，下列说法错误的是（　　）。

A. 可以实时监测静息心率，评估自主神经系统功能

B. 能够记录睡眠信息，判断睡眠阶段

C. 只能监测心率和睡眠，无法监测其他参数

D. 可监测血压、血氧等参数辅助医生诊断

E. 为亚健康状态的监测提供了便利

5. 以下是基于人工智能诊断的亚健康研究应用的是（　　　）。

A. 利用双向凝胶电泳和质谱分析技术鉴定蛋白质

B. 借助深度学习算法分析脑部 MRI 影像辅助诊断

C. 通过大数据分析互联网健康平台数据

D. 运用代谢组学技术检测代谢物变化

E. 开展全基因组关联分析（GWAS）

6. 中医"不治已病治未病"的理念与现代亚健康防治的关系是（　　　）。

A. 与现代亚健康防治理念无关

B. 强调在疾病发生后进行积极治疗

C. 与现代亚健康防治理念高度契合，注重预防和干预

D. 只适用于古代医疗环境，现代已不适用

E. 主要针对慢性疾病的治疗

7. 研究发现阳虚体质人群更容易出现疲劳、怕冷等亚健康症状，这属于（　　　）。

A. 中医药在亚健康研究中的经典理论挖掘

B. 拓展中医体质学与亚健康的关联研究

C. 大数据分析在亚健康研究中的应用

D. 生物组学技术在亚健康研究中的成果

E. 可穿戴设备对亚健康监测的发现

8. 代谢组学技术在亚健康研究中的作用不包括（　　　）。

A. 检测亚健康人群代谢物变化　　　　B. 分析代谢通路异常

C. 作为亚健康早期诊断生物标志物　　D. 修复基因缺陷改善生理功能

E. 评估干预措施效果

第七章
亚健康综合干预实践

学习目标

▶ 知识目标

1. 掌握不同人群的营养搭配原则和运动保健方法及中医视角下的健康评估方法，识别各类人群亚健康状态的异常表现与指标。

2. 熟悉中医身体调理的理论和技能知识，包括中药、针灸、按摩、艾灸等多种调理方法的原理、操作流程和注意事项。

3. 了解不同人群亚健康状态可能引发的疾病风险，熟知相应的预防措施。

▶ 能力目标

1. 能够熟练运用所学知识，准确收集不同人群的躯体和心理症状信息，高效完成健康评估和亚健康诊断工作，为后续干预提供可靠依据。

2. 能正确解读中医养生理论，并能依据个体健康情况，个性化制定亚健康干预方案，为体质调摄和亚健康改善提供个性化建议。

▶ 素质目标

1. 增强对不同人群健康的关爱意识，尤其是关注青少年、老年人和女性等群体的身心健康，积极主动地为他们提供帮助和支持。

2. 培养正确的职业价值观，具有关爱生命、救死扶伤、科学探索的职业精神。

第一节　青少年人群亚健康诊治与干预案例实训

> ### 案例导引
>
> 　　小森，15岁，男，初三，原本阳光开朗，成绩优异，但近几个月老师与父母发现其总是疲惫不堪，上课注意力难以集中，记忆力大不如前，经沟通，小森反馈自己最近晚上入睡困难，失眠，即使睡着也多梦易醒，时常感觉头痛，肌肉酸痛，不爱运动，对以前的爱好也都无法提起兴趣，情绪低落，易怒。跟父母去医院体检发现：体温36.5℃，脉搏87次/分，呼吸20次/分，血压108/76mmHg。尿常规、免疫功能、内分泌功能、心电图、彩超等各项检查数据均正常。以下是血液化验报告单：
>
> 化验报告单
>
> 姓名：小森　　　性别：男　　　年龄：15岁
>
> | 检验项目 | 结果 | 参考范围 | 单位 |
> |---|---|---|---|
> | 白细胞数目 | 7.05 | 4～10 | $\times 10^9$/L |
> | 中性粒细胞数目 | 3.94 | 2～7 | $\times 10^9$/L |
> | 淋巴细胞数目 | 2.31 | 0.8～4 | $\times 10^9$/L |
> | 红细胞数目 | 2.29↓ | 3.5～5.5 | $\times 10^{12}$/L |
> | 血红蛋白浓度 | 100↓ | 110～160 | g/L |
> | 血小板数目 | 224 | 100～300 | $\times 10^9$/L |
> | 红细胞压积 | 35%↓ | 37%～54% | |
>
> 检验时间：　2024-11-07　　　　　　　　　　　　　　　检验医生：李××

一、实训目的

　　1. 掌握青少年健康评估、疾病预防、营养指导、运动保健等基本技能，提高亚健康干预水平。

　　2. 培养在真实场景中进行青少年亚健康干预与管理的能力，增强实践操作能力。

二、实训内容

1. 任务一：化验单解读

　　（1）请告诉小森父母，他的化验单中指标是否有异常？

　　（2）如何判断数值异常？

（3）如何给小森父母解答化验结果？

（4）根据小森的情况，他是否需要做进一步的检查？若需要，请列举出来。

2. 任务二：制定亚健康干预方案

1. 亚健康评估

（1）确认各项生理指标基本正常，没有导致身体出现异常症状的指标，排除相关疾病诊断。

（2）准备调查问卷［如：青少年自评量表（YSR）等］，进行专业心理评估。

2. 亚健康教育与指导

（1）根据情况建议定期接受专业心理一对一疏导，每次40～50分钟，每周1～2次。

（2）做好情绪引导，询问其心理压力产生的来源，如学习压力、社交压力、父母期望带来的压力等。

（3）针对其家庭方面，邀请父母一起参与心理疏导治疗，了解孩子心理状况，引导有效沟通（如：父母是否平时只关注成绩变化，是否严格限制社交，是否忽略心理需求和兴趣爱好等；孩子是否理解父母对自己严厉的原因，是否了解父母陪伴过少的原因，是否经常与父母主动沟通等）。

3. 生活干预（饮食、运动等）

（1）定时上床睡觉，按时起床，保证充足睡眠（23:00～7:00）。

（2）每周至少3次有氧运动（如：慢跑、游泳、骑自行车等），每次不少于30分钟，增强体质，促进大脑分泌内啡肽，改善情绪。

（3）饮食上，增加蔬菜、水果、粗粮、优质蛋白的摄入，减少食用高糖、高脂肪、高盐食物，少喝碳酸饮料，保证营养充足且均衡。

4. 疾病预防与管理

（1）日常食疗：可在医生指导下针对某些症状进行食疗，防止进一步发展成相应疾病。如肺气虚状态，有气短、多汗、易感冒等表现，可多食用百合、蜂蜜、白木耳、红枣、橘子、杏仁等食物；心烦意乱状态，有失眠、头晕、心烦表现，宜食用养心安神的食品，如煎服龙眼肉、酸枣仁、柏子仁等；神经衰弱状态，有注意力不集中、记忆力减退、易疲劳等表现，宜食用莲子、龙眼肉、百合、大枣、糯米等煮的粥。

（2）加强运动，增强体质。

（3）身体出现不适症状，应及时就医，日常可通过佩戴智能穿戴设备自检自测，关注身体各项指标变化。

3. 任务三：制定家属的健康宣教方案

（1）规律作息：帮助青少年制定合理的作息时间表，保证每天有足够的睡眠时间，一般8～10小时。家长要以身作则，早睡早起，为孩子树立榜样。

（2）合理饮食：注重饮食均衡，增加蔬菜水果、全谷物、优质蛋白质的摄入，减少食用高糖、高脂肪、高盐食品。鼓励孩子在家就餐，控制零食和外卖的摄入。

（3）适度运动：督促孩子每天进行适量运动，如慢跑、跳绳、游泳等，每次至少30分钟。家长可以与孩子一起参与运动，增加运动的趣味性和积极性。

（4）关注情绪变化：家长要留意青少年的情绪波动，及时发现焦虑、抑郁等不良情绪。当孩子遇到问题时，给予倾听和支持，帮助他们正确面对挫折和压力。

（5）定期身体检查：定期带青少年进行体检，关注身体各项指标的变化，及时发现潜在的健康问题。同时，让孩子了解体检的重要性，增强自我健康管理意识。

（6）日常症状观察：家长要关注孩子日常身体的不适症状，如疲劳、头痛、食欲不振等，引导孩子重视这些信号，及时调整生活方式或寻求医疗帮助。

三、评估与反馈

1. 教师评价

过程评估：通过课堂表现、模拟操作等方式，对学生的学习效果进行阶段性评估。

结果反馈：根据学生的实训表现和实际操作能力，提供个性化的反馈和改进建议。

2. 学生评价

（1）是否准确解读青少年亚健康相关化验单，判断指标异常并解释原因。

（2）制定的亚健康干预方案是否全面，涵盖健康评估、教育指导、生活干预及疾病预防等方面，且具有可操作性。

（3）在制定家属健康宣教方案时，内容是否贴合实际，是否有效引导家属参与青少年亚健康管理。

（4）实训过程中对青少年亚健康相关知识的掌握程度及实践操作能力的表现。

四、实训拓展

模拟实训：利用健康管理实训室、生活照护实训室等设施，进行模拟操作训练。

社区参与：组织学生到社区卫生服务中心或青少年心理健康中心进行实践操作，与社区人员合作，提升实际操作能力。

第二节 老年人群亚健康诊治与干预案例实训

案例导引

王女士，64岁，女，近3个月多饮、多尿、多食，体重在近半年下降约5kg，乏力明显，近期出现视力模糊，情绪波动大易烦躁。饮食上喜欢辛辣油腻食物，如五花肉、麻辣香肠、炸鸡等，少吃水果，不喜喝水。平时不爱运动，喜欢整日打麻将。家族遗传病史未见明显异常。经检查体温正常，血压为140/85mmHg，心率为70次/分。面色疲惫，皮肤无黄染，无瘢痕、溃疡或皮疹。四肢无浮肿，肌力、肌张力等方面也未见异常。以下是血液化验报告单：

化验报告单

姓名：王×× 性别：女 年龄：64 岁

检验项目	结果	参考范围	单位
葡萄糖	6.27↑	3.9～6.11	mmol/L
甘油三酯	3.12↑	0.4～1.88	mmol/L
血清总胆固醇	6.36↑	2.8～5.7	mmol/L
高密度胆固醇	1.80	0.83～1.91	mmol/L
低密度胆固醇	4.52↑	0～3.15	mmol/L
载脂蛋白 A I	1.28	1.31～1.59	g/L
载脂蛋白 B	0.93	0.84～1.30	g/L

检验时间： 2022-06-07 检验医生：李××

一、实训目的

1. 掌握老年人健康评估、疾病预防、营养指导、运动保健等基本技能，提高亚健康干预水平。

2. 培养在真实场景中进行老年人亚健康干预与管理的能力，增强实践操作能力。

二、实训内容

1. 任务一：化验单解读

（1）请帮助王女士找出化验单中异常的指标。

（2）如何判断数值异常？

（3）如何解读异常数值，并给王女士解答化验结果？

（4）根据王女士的情况，她是否需要做进一步的检查？若需要，请列举出来需做的项目。

2. 任务二：制定亚健康干预方案

1. 亚健康评估

（1）通过自述收集躯体症状表现、心理状况表现等综合信息。

（2）通过检查确认各项生理指标基本正常，没有导致身体出现异常症状的指标，排除相关疾病诊断。

（3）准备相关的调查问卷［如：日常生活能力评定量表、老年抑郁量表（GDS）等］，进行专业心理评估。

2. 亚健康教育与指导

（1）生活方式：缺乏运动导致身体机能下降；高盐饮食影响血压和心血管健康；久坐不动使血液循环不畅。建议增加适当运动，调整为低盐低脂高纤维饮食。

（2）心理因素：社交活动单一，缺乏情感支持，容易产生孤独感和抑郁情绪，影响身心健康。建议多参加社区老年活动中心活动，增加子女陪伴，培养其他兴趣爱好。

（3）年龄因素：随着年龄增长，身体各器官功能衰退，对不良生活方式和心理压力的耐受性降低。建议定期监测异常生理指标，必要时在医生指导下进行药物等医疗手段治疗。

3. 生活干预（饮食、运动等）

（1）运动指导：为其制定每周至少150分钟中等强度运动计划，如快走，每天30分钟，每周5次；或坚持适量跳广场舞等。

（2）饮食干预：减少盐分摄入，每日不超过5g；增加蔬菜、水果和全谷物摄入；多吃富含优质蛋白的食物，如鱼类、豆类。

（3）心理干预：鼓励其参加社区老年活动中心活动，增加社交机会；子女每周至少安排一次家庭聚餐，陪伴老人；同时培养兴趣爱好，如书法、绘画等。

4. 疾病预防与管理

定期监测血压、血糖、血脂，每三个月全面复查一次。根据指标变化，必要时在医生指导下进行药物干预。

3. 任务三：制定家属的健康宣教方案

（1）通过社区讲座、宣传手册、线上视频等方式，向老年人及家属普及亚健康知识，内容涵盖常见症状（比如疲劳、失眠、食欲不振）以及成因（如不良生活习惯、年龄增长、慢性疾病影响等）。结合案例，让老年人直观认识到亚健康危害，提高重视程度。

（2）生活习惯引导：制定合理饮食，多搭配蔬果、全谷物、鱼类等，控制盐、油、糖摄入，少食多餐。保证充足睡眠，每日7～8小时，营造安静舒适睡眠环境，睡前避免电子产品和刺激性食物。鼓励适度运动，如散步、太极拳、八段锦，每周至少150分钟，运动强度循序渐进，运动前后做好热身和拉伸。

（3）心理调节指导：关注老年人心理状态，引导正视衰老和生活变化，积极调整心态。鼓励参与社交活动，如老年大学、社区活动，结交朋友，拓展社交圈。传授放松技巧，如深呼吸、冥想、听音乐，缓解焦虑和压力。

（4）安全防护教育：普及家庭安全知识，如保持室内地面干燥、通道畅通，预防跌倒；正确使用电器、燃气，防止火灾和中毒。讲解外出安全要点，如遵守交通规则，步行时走人行道，过马路注意信号灯。

三、评估与反馈

1. 教师评价

过程评估：通过课堂表现、模拟操作等方式，对学生的学习效果进行阶段性评估。

结果反馈：根据学生的实训表现和实际操作能力，提供个性化的反馈和改进建议。

2. 学生评价

（1）是否正确找出老年人群化验单中的异常指标，清晰解释判断依据及指标意义。

（2）制定的干预方案是否针对老年人特点，在生活方式、心理因素、年龄因素等方面的建议合理。

（3）家属健康宣教方案是否考虑老年人实际情况，内容是否有助于家属帮助老年人改善亚健康状态。

（4）实训中对老年人群亚健康管理知识的应用能力及实践操作的规范性。

四、实训拓展

模拟实训：利用康复护理实训室、生活照护实训室等设施，进行模拟操作训练。

社区参与：组织学生到社区卫生服务中心或养老院进行实践操作，与社区人员合作，提升实际操作能力。

第三节　女性人群亚健康诊治与干预案例实训

案例导引

赵女士，34岁，女，互联网公司项目主管，日常工作节奏快、竞争压力大，经常加班熬夜，饮食不规律，爱喝黑咖啡，吃外卖，工作性质造成长期久坐不动，几乎没有进行过体育锻炼，除了公司同事和孩子外，很少与人进行实质性社交，性格强势独立，4年前因与丈夫性格不合离婚后，独自抚养6岁孩子。自述三年多来，时常感觉疲惫不堪，头晕头痛，失眠多梦，暴躁易怒，月经周期不规律、量时多时少，免疫力低下，容易感冒，面色憔悴，需要经常靠化妆遮盖黑眼圈等，自觉像"老了几十岁"，担心自己如果发生意外，孩子这么小该怎么办。在近期公司体检时发现：身高166cm，体重50kg，血压96/62mmHg，心电图提示有心肌缺血情况，无自觉症状。以下是血液化验报告单（部分指标）：

化验报告单

姓名：赵×× 　　　性别：女 　　　年龄：34岁

检验项目	结果	参考范围	单位
甘油三酯	0.39↓	0.4～1.88	mmol/L
血清总胆固醇	2.81	2.8～5.7	mmol/L
高密度胆固醇	0.8↓	0.83～1.91	mmol/L
低密度胆固醇	1.31	0～3.15	mmol/L
红细胞数	2.9↓	3.5～5.0	×10^{12}/L
血红蛋白浓度	98↓	110～150	g/L

检验时间： 2024-09-15 　　　　　　　　　　　　　　检验医生：李××

一、实训目的

1. 掌握女性人群健康评估、疾病预防、营养指导、运动保健等基本技能，提高亚健康干预水平。

2. 培养在真实场景中进行女性人群亚健康干预与管理的能力，增强实践操作能力。

二、实训内容

1. 任务一：化验单解读

（1）请帮助赵女士，找出化验单中哪些指标是异常的？

（2）如何判断数值异常？

（3）如何解读异常数值，并给赵女士解答化验结果？

2. 任务二：制定亚健康干预方案

1. 亚健康评估

（1）通过自述收集躯体症状表现、心理状况表现等综合信息。

（2）通过检查确认各项生理指标基本正常，没有导致身体出现异常症状的指标，排除相关疾病诊断。

（3）准备相关的调查问卷［如：健康调查量表 36（SF-36）、汉密尔顿抑郁量表（HAMD）等］，进行专业心理评估。

2. 亚健康教育与指导

（1）工作因素：高强度工作、长时间加班导致身体和精神疲劳，正常生活节奏被打乱，影响内分泌和免疫系统。建议提高工作效率，减少高强度工作时长，化整为零，劳逸结合。

（2）生活因素：离异后独自抚养孩子，生活压力增大，经济负担和照顾孩子的责任使她无暇顾及自身健康。建议适当增加体检次数，到社区建立健康档案，必要时申请社区帮助。

（3）心理因素：社交活动单一，缺乏情感支持，容易产生疲惫感和抑郁情绪，影响身心健康。建议寻求心理咨询指导，拓展社交圈子。

3. 生活干预（饮食、运动等）

（1）运动指导：每周安排至少 3 次、每次 30 分钟以上的有氧运动，如慢跑、瑜伽或游泳，帮助释放压力，增强体质。

（2）饮食干预：制定营养均衡的饮食计划，增加蔬菜、水果、全谷物和优质蛋白质摄入，减少外卖次数，规律用餐。

（3）心理干预：定期心理疏导，学习情绪管理和压力应对技巧，如深呼吸、冥想和积极的自我暗示。鼓励她参加社交活动，拓展社交圈子，与朋友或有相同经历的人交流，分享生活感受，缓解孤独和焦虑情绪。

（4）规律睡眠：调整作息时间，每天保证 7～8 小时的睡眠时间，睡前 1 小时避免使用电子设备，营造安静舒适的睡眠环境。

4. 疾病预防与管理

针对月经不调问题，到医院妇科进行检查，请医生根据其激素水平和身体状况开具中药进行调理。同时，定期监测血压、血糖、心电图等生理指标，预防因亚健康状态引发的慢性疾病。

3. 任务三：制定家属的健康宣教方案

（1）定期举办健康讲座，邀请医生讲解女性健康问题，发放学习资料，如书籍和手册，并通过手机分享健康知识。

（2）引导女性建立健康生活习惯，包括合理作息、均衡饮食、定时进餐和适量运动，如瑜伽、慢跑等，并提供督促。

（3）提供心理调节指导，关注女性情绪，耐心倾听并给予支持，教授心理放松技巧，如深呼吸和冥想。

（4）为女性建立健康档案，记录基本健康指标和体检结果，使用家用医疗设备进行自我监测，并注意月经周期和白带情况。

三、评估与反馈

1. 教师评价

过程评估：通过课堂表现、模拟操作等方式，对学生的学习效果进行阶段性评估。

结果反馈：根据学生的实训表现和实际操作能力，提供个性化的反馈和改进建议。

2. 学生评价

（1）能否准确识别女性人群化验单中的异常指标，并向其正确解读化验结果。

（2）制定的亚健康干预方案是否结合女性工作、生活及心理特点，在各方面的建议是否切实可行。

（3）家属健康宣教方案是否针对女性健康需求，内容能否有效引导家属关注女性亚健康问题。

（4）实训过程中对女性亚健康相关知识的理解及实践操作能力的体现。

四、实训拓展

模拟实训：利用健康管理实训室、生活照护实训室等设施，进行模拟操作训练。

社区参与：组织学生到社区卫生服务中心进行实践操作，与社区人员合作，提升实际操作能力。

第四节 中医身体调理技能实训

案例导引

李先生，45岁，男，近3个月发现体重不明原因下降约5kg，时常出现胃痛、反酸、消化不良等症状，乏力明显，近期出现失眠多梦，情绪波动大易烦躁。饮食上喜欢辛辣油腻食物，如卤肉、烧烤、炸鸡等，少吃水果，不喜喝水。平时不爱运动，喜欢与朋友聚餐喝酒。家族遗传病史未见明显异常。经检查体温正常，血压为137/95mmHg，心率为90次/分。无高血压病史，面色疲惫，皮肤无黄染，无瘢痕、溃疡或皮疹。四肢无浮肿，肌力、肌张力等方面也未见异常。医生通过一系列体格检查，排除其患有相应疾病，诊断为亚健康状态，建议其通过中医方法进行身体调理。

一、实训目的

1. 掌握中医相关健康评估、疾病预防、营养指导、运动保健等基本技能，提高亚健康干预水平。

2. 培养在真实场景中对相应人群亚健康干预与管理的能力，增强实践操作能力。

二、实训内容

1. 任务一：案例解读

（1）请帮助李先生，找出其哪些状态是异常的？

（2）如何判断李先生是亚健康状态？

2. 任务二：制定中医身体调理方案

1. 评估

（1）通过自述收集躯体症状表现、心理状况表现等综合信息。

（2）通过检查确认各项生理指标基本正常，没有导致身体出现异常症状的指标，相关疾病诊断。

2. 制定调理方案

根据个体的体质、病症和环境等因素，制定合适的调理方案。

（1）中药调理。

（2）针灸调理。

（3）按摩调理。

（4）艾灸调理。

（5）饮食调理。

（6）气功调理。

3. 疾病预防与管理

针对相应的身体状况开具中药进行治疗。定期监测血压、血糖、心电图等生理指标，预防因亚健康状态引发的慢性疾病。

3.任务三：练习中医调理身体技能

1.针灸调理

（1）物品准备：各种规格的毫针、消毒棉球、75%乙醇、针盘、镊子等、学生自备棉团、纸垫等。

（2）纸垫练针：选用1.0～1.5寸毫针，以左手平执纸垫，右手拇、食指挟持针柄，使针尖垂直地抵在纸垫上，然后拇指与食指、中指前后交替地捻转针柄，并向下渐加压力，待针尖透纸垫后，另换一处反复练习。

技术要点：①持针稳固，不向下滑。②手臂悬空，没有依托。③针身垂直，不摇不弯。④进退轻巧，灵活自如。

（3）棉团练针：左手持棉团，右手持针在棉团上按手法要求进行练习。

① 捻转练习：将针刺入棉团内一定深度，右手持针使针身在同一平面内来回转动，掌握捻转的角度大小，使来回角度力求一致，频率快慢均匀，并注意锻炼捻转的速度。

② 提插练习：将针刺入棉团内一定深度，右手持针使针身沿纵轴作垂直运动，掌握提插的幅度大小，上下层次分明，频率快慢均匀，用力轻重一致。在此基础上，可将提插与捻转动作配合练习。

技术要点：①捻转角度来回一致，操作频率快慢一致，达到动作协调。②提插要求深浅适宜，幅度均匀，针身垂直。

2. 按摩调理

（1）基本要求：持久、有力、均匀、柔和。

（2）手法

① 摩法：用食指、中指、无名指指面或手掌面，附在一定部位上，以腕部、前臂作直线或环形的摩动。

② 擦法：用手掌紧贴皮肤，稍用力下压，并作上下或左右直线往返摩擦，使之产生一定的热量。

③ 推法：用拇指端、手掌大鱼际、掌根或全掌着力于皮肤的一定部位，作直线或弧线推动。

④ 滚法：用手背及四指附着于一定部位，以腕关节屈伸外转使手背连续来回滚动。

⑤ 揉法：用手指指腹、手掌大鱼际或掌根部分附着于一定部位或穴位上，作轻柔缓和的回旋揉动，并带动该处的皮下组织。

⑥ 拿法：用拇指和食指（或中指），以及拇指和其余四指的指腹捏住某部位或穴位，并稍加提起。

⑦ 捏法：用两个手指对称用力捏压穴位。一般用拇、食两指沿着经脉循行的路径，捏压左右或相表里两条经脉上的多个穴位。

⑧ 按法：用单手或双手手掌（双掌相叠）按于施术部位，由浅而深逐渐地用力下压。

⑨ 拨法：用一手拇指或双手的食指、中指、无名指的指腹点按住某部位的深层肌肉、肌腱或韧带，并作横向来回拨动动作，以缓解肌肉紧张。

⑩ 搓法：用双手掌面夹住肢体或以单手、双手掌面着力于施术部位，作交替搓动或往返搓动。

⑪ 抹法：用拇指指腹或掌面在施术部位作上下或左右及弧形曲线的抹动。

⑫ 点法：以指端或关节突起施压施术部位或穴位。

⑬ 用拇指、食指夹住治疗部位进行捏揉捻动。

⑭ 拍法：用虚掌拍打体表施术部位。

⑮ 击法：用拳背或掌根、掌侧小鱼际、指尖及桑枝棒等击打体表施术部位。

⑯ 抖法：以双手或单手握住受术者肢体远端，做小幅度的连续抖动。

⑰ 振法：以掌面或食、中指指腹着力于施术部位，掌、指及前臂静止性用力，使施术部位产生震动感或出现温热感。

3. 艾灸调理

（1）直接艾灸：首先需要选择合适的艾条，然后点燃艾条的一端，将其放置于离穴位 5～10 厘米的位置，通过热量进行热灸，每次热灸的时间不宜过长，一般 20～40 分钟即可。

（2）隔姜灸：将鲜姜切成直径 3～4 厘米，厚 0.3～0.4 厘米的薄片，中间用针刺数孔，将姜片放置于需要艾灸的部位，将艾炷放在姜片上点燃施灸，使艾灸不能直接接触皮肤。

（3）隔蒜灸：将大蒜切成厚 0.3～0.5 厘米的薄片，然后使用针刺数孔，将蒜片放置于需要艾灸的部位，然后将艾灸放在蒜片上点燃施灸，可以防止皮肤被烫伤。

（4）悬灸：患者可以用手拿着艾条，来回转圈晃动艾条，温度需根据艾条与皮肤的距离手动调节，等艾条燃烧到一定的程度，可以把艾灰弹掉再灸，以防掉落在皮肤上。

（5）配合仪器灸：艾灸的时候可以将艾绒置于特制的灸器内，然后在相应穴位旋转艾灸。

（6）注意事项：在进行艾灸过程中，要注意操作方法正确，特别是注意控制艾灸的温度和时间，避免烫伤，同时还需要了解艾灸的禁忌证，在专业医生指导下进行艾灸操作。

4. 拔罐调理

（1）常用方法有：定罐、闪罐和走罐。

（2）具体操作步骤

① 定罐：用棉球蘸取 95%乙醇并点燃，把燃烧的酒精棉球放到罐里面（投火法）或在火罐内旋绕数圈以使内部升温（闪火法），然后将罐轻轻地放在施术部位，留罐 5～10 分钟。

② 闪罐：将燃烧的棉球在火罐中停留 1～2 秒，然后迅速按在穴位上，停留一秒后迅速拔开，这样反复进行闪罐。

③ 走罐：在罐口及调理部位涂以适量润滑剂，将燃烧的棉球在火罐中停留 1～2 秒，借热力排去其中的部分空气，产生负压，使之吸着于皮肤，然后，用手推动罐在调理部位来回滑动，从而使皮肤产生潮红或瘀血的现象。

④ 起罐方法：起罐时一手扶好罐，另一手按压罐口周围的皮肤，罐即松动易取下。切不可直接硬拔，以免损伤皮肤。

（3）注意事项

① 使用火罐需要严格掌握火罐的技巧和拔罐时机，以避免出现意外伤害。

② 皮肤有过敏、溃疡、水肿等症状时，不宜使用走罐疗法。

③ 用棉球蘸取酒精时不可过多，以免酒精滴落烫伤皮肤。

④ 应使用罐口周围圆钝无锐角的罐，以免划伤皮肤。

⑤ 拔罐时室温不宜过低，20℃左右为宜，避开风口，以免患者受凉。

⑥ 拔罐后不能立即洗澡，建议休息 12 小时后再洗澡。

三、评估与反馈

1. 教师评价

过程评估：通过课堂表现、模拟操作等方式，对学生的学习效果进行阶段性评估。

结果反馈：根据学生的实训表现和实际操作能力，提供个性化的反馈和改进建议。

2. 学生评价

（1）在案例解读中，能否准确找出异常状态并判断为亚健康状态。

（2）制定的中医身体调理方案是否全面，涵盖中药、针灸、按摩等多种调理方法，且符合个体体质和病症。

（3）练习中医调理身体技能时，对针灸、按摩、艾灸、拔罐等操作的掌握程度，包括物品准备、操作步骤、技术要点及注意事项的执行情况。

四、实训拓展

模拟实训：利用健康管理实训室、生活照护实训室等设施，进行模拟操作训练。

社区参与：组织学生到社区卫生服务中心进行实践操作，与社区人员合作，提升实际操作能力。

本章小结

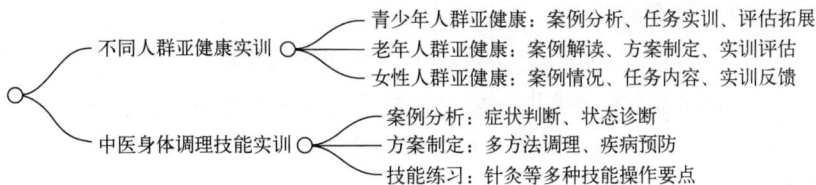

不同人群亚健康实训
- 青少年人群亚健康：案例分析、任务实训、评估拓展
- 老年人群亚健康：案例解读、方案制定、实训评估
- 女性人群亚健康：案例情况、任务内容、实训反馈

中医身体调理技能实训
- 案例分析：症状判断、状态诊断
- 方案制定：多方法调理、疾病预防
- 技能练习：针灸等多种技能操作要点

课后练习

1. 进行艾灸调理时，以下操作错误的是（   ）。

A. 直接艾灸时，将点燃的艾条放置于离穴位 5～10 厘米的位置，每次热灸 20～40 分钟

B. 隔姜灸时，将鲜姜切成直径 3～4 厘米，厚 0.3～0.4 厘米的薄片，中间用针刺数孔后施灸

C. 隔蒜灸时，大蒜切成厚 0.3～0.5 厘米的薄片，针刺数孔后施灸

D. 悬灸时，固定艾条位置，不做晃动，保持稳定温度

E. 配合仪器灸时，将艾绒置于特制的灸器内，在相应穴位旋转艾灸

2. 在对老年人进行健康宣教时，以下说法错误的是（　　　）。

A. 保证充足睡眠，每日 7～8 小时，营造安静舒适睡眠环境

B. 鼓励适度运动，如散步、太极拳、八段锦，每周至少 150 分钟

C. 饮食上多搭配蔬果、全谷物、鱼类等，无需控制盐、油、糖摄入

D. 关注老年人心理状态，引导正视衰老和生活变化

E. 普及家庭安全知识，预防跌倒和火灾等事故

3. 青少年亚健康干预方案中，建议每周进行有氧运动的次数和时长分别是（　　　）。

A. 至少 2 次，每次不少于 20 分钟　　　　　　B. 至少 3 次，每次不少于 30 分钟

C. 至少 4 次，每次不少于 40 分钟　　　　　　D. 至少 5 次，每次不少于 50 分钟

E. 至少 1 次，每次不少于 15 分钟

4. 女性人群亚健康干预方案中，针对月经不调问题，建议（　　　）。

A. 自行购买药物进行调理

B. 到医院妇科检查，请医生根据激素水平和身体状况开具中药调理

C. 无需在意，月经不调是正常现象

D. 多吃辛辣食物，刺激月经恢复正常

E. 增加运动量，无需进行其他处理

5. 中医按摩调理的基本要求不包括（　　　）。

A. 持久　　　　　　　B. 有力　　　　　　　C. 快速　　　　　　D. 均匀

E. 柔和

6. 以下情况不属于亚健康状态的是（　　　）。

A. 小森体检各项指标正常，但有疲劳、失眠等症状

B. 王女士血压、血糖、血脂部分指标异常，但未达到疾病诊断标准

C. 赵女士心电图提示心肌缺血，但无自觉症状

D. 李先生经检查患有胃溃疡

E. 某青少年偶尔感觉疲惫，休息后可缓解，各项检查正常

7. 在制定家属的健康宣教方案时，以下针对女性家属的做法错误的是（　　　）。

A. 定期举办健康讲座，邀请医生讲解女性健康问题

B. 只关注女性的生理健康，忽略心理健康

C. 引导女性建立健康生活习惯，包括合理作息、均衡饮食等

D. 为女性建立健康档案，记录基本健康指标和体检结果

E. 教授心理放松技巧，如深呼吸和冥想

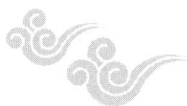

附录

附录 1　疲劳评定相关量表

疲劳评定量表（FAI）

说明：疲劳意为一种倦怠感，精力不够或周身感到精疲力竭。下面是一组与疲劳有关的句子。请逐条阅读，并根据在此前 2 周的情况确定您是否同意以及程度如何。如果您完全同意，选"7"；如果完全不同意，选"1"；如果觉得介于两者之间，在"1"与"7"之间选择适合您的一个数字。中间值是"4"，当您的情况完全居中时，可选此值。

	完全不同意						完全同意
1. 当我疲劳时，我感觉到昏昏欲睡。	1	2	3	4	5	6	7
2. 当我疲劳时，我缺乏耐心。	1	2	3	4	5	6	7
3. 当我疲劳时，我做事的欲望下降。	1	2	3	4	5	6	7
4. 当我疲劳时，我集中注意力有困难。	1	2	3	4	5	6	7
5. 运动使我疲劳。	1	2	3	4	5	6	7
6. 闷热的环境导致我疲劳。	1	2	3	4	5	6	7
7. 长时间的懒散使我疲劳。	1	2	3	4	5	6	7
8. 精神压力导致我疲劳。	1	2	3	4	5	6	7
9. 情绪低落使我疲劳。	1	2	3	4	5	6	7
10. 工作导致我疲劳。	1	2	3	4	5	6	7
11. 我的疲劳在下午加重。	1	2	3	4	5	6	7
12. 我的疲劳在晨起加重。	1	2	3	4	5	6	7
13. 进行常规的日常活动会加重我的疲劳。	1	2	3	4	5	6	7
14. 休息可减轻我的疲劳。	1	2	3	4	5	6	7
15. 睡眠可减轻我的疲劳。	1	2	3	4	5	6	7
16. 处于凉快的环境时，可减轻我的疲劳。	1	2	3	4	5	6	7
17. 进行快乐、有意义的事情可减轻我的疲劳。	1	2	3	4	5	6	7
18. 我比以往容易疲劳。	1	2	3	4	5	6	7
19. 疲劳影响我的体力活动。	1	2	3	4	5	6	7
20. 疲劳使我的身体经常出毛病。	1	2	3	4	5	6	7
21. 疲劳使我不能进行持续性体力活动。	1	2	3	4	5	6	7
22. 疲劳对我胜任一定的职责与任务有影响。	1	2	3	4	5	6	7
23. 疲劳先于我的其他症状出现。	1	2	3	4	5	6	7

24. 疲劳是我最严重的症状。	1	2	3	4	5	6	7
25. 疲劳属于我最严重的三个症状之一。	1	2	3	4	5	6	7
26. 疲劳影响我的工作、家庭或生活。	1	2	3	4	5	6	7
27. 疲劳使我的其他症状加重。	1	2	3	4	5	6	7
28. 现在我具有的疲劳在性质或严重程度上与以往我出现过的疲劳不同。	1	2	3	4	5	6	7
29.我运动后出现的疲劳不容易消失。	1	2	3	4	5	6	7

疲劳自评量表（FSAS）

指导语：下面的文字是一组描述疲劳表现的陈述句，用于评定您的疲劳状况。请您仔细阅读后，根据您近1～2周的感受，在每一条与您情况相符的方框内画"√"。

		无或偶有	少部分时间有	一半时间有	大部分时间有	几乎所有时间有
1	我感到四肢酸软、疲乏无力	□	□	□	□	□
2	我感到注意力不能集中	□	□	□	□	□
3	疲劳让我的情绪低落	□	□	□	□	□
4	疲劳使我对正在做的事情感到厌烦，不想再做下去	□	□	□	□	□
5	我感到体力不支，总想躺下休息	□	□	□	□	□
6	我感到脑子反应迟钝	□	□	□	□	□
7	我感到四肢肌肉无力	□	□	□	□	□
8	疲劳让我的工作或学习效率降低	□	□	□	□	□
9	我感到身体虚弱	□	□	□	□	□
10	我感到想问题时思路不清晰	□	□	□	□	□
11	疲劳让我的心情焦躁不安	□	□	□	□	□
12	我感到容易忘事	□	□	□	□	□
13	疲劳影响了我的走亲访友	□	□	□	□	□
14	疲劳使我不能胜任日常事务（如做家务，购物等）	□	□	□	□	□

		完全不同意	有点儿同意	一半同意	较多同意	完全同意
15	休息不能缓解我的疲劳	□	□	□	□	□
16	睡眠不能缓解我的疲劳	□	□	□	□	□
17	情绪低落或急躁时我感到疲劳	□	□	□	□	□
18	在嘈杂的环境中我的疲劳加重	□	□	□	□	□
19	在闷热的环境中我的疲劳加重	□	□	□	□	□
20	精神紧张时我感到很累	□	□	□	□	□
21	从事愉快的事情可减轻我的疲劳	□	□	□	□	□
22	我觉得我的疲劳在一天内没有明显的时间段变化	□	□	□	□	□

疲劳问卷（FS)

填表注意事项：下面十四条文字，请仔细阅读后，根据您近两周的感受，在与您的情况相符的答案方格内打钩。

	是	否
1. 你目前有被疲劳困扰的情况吗？	☐	☐
2. 你是否需要更多的休息？	☐	☐
3. 你感觉到犯困或昏昏欲睡吗？	☐	☐
4. 你在着手做事情时是否感到费力？	☐	☐
5. 你在着手做事情时并不感到费力，但当你继续做时是否感到力不从心？	☐	☐
6. 你感觉到体力不够吗？	☐	☐
7. 你感觉到你的肌肉力量比以前减小了吗？	☐	☐
8. 你感觉到虚弱吗？	☐	☐
9. 你集中注意力有困难吗？	☐	☐
10. 你在思考问题时头脑像往常一样清晰、敏捷吗？	☐	☐
11. 你在讲话时会口齿不利落吗？	☐	☐
12. 讲话时，你发现找到合适的字眼很困难吗？	☐	☐
13. 你现在的记忆力像往常一样吗？	☐	☐
14. 你还喜欢做过去习惯做的事情吗？	☐	☐

附录 2　焦虑自评量表（SAS）

　　下面有 20 条文字，请仔细阅读每一条，把意思弄明白，然后根据您最近 1 周的实际感觉，在适当的方格内画钩。每 1 条文字后有 4 个方格，表示：A 没有或很少时间；B 少部分时间；C 相当多时间；D 绝大部分或全部时间；E 由工作人员评定。标"*"项目需反向计分。

	A	B	C	D	E
1. 我觉得比平常容易紧张和着急。	□	□	□	□	□
2. 我无缘无故地感到害怕。	□	□	□	□	□
3. 我容易心里烦乱或觉得惊恐。	□	□	□	□	□
4. 我觉得我可能将要发疯。	□	□	□	□	□
5. 我觉得一切都很好，也不会发生什么不幸。*	□	□	□	□	□
6. 我手脚发抖打颤。	□	□	□	□	□
7. 我因为头痛、颈痛和背痛而苦恼。	□	□	□	□	□
8. 我感觉容易衰弱和疲乏。	□	□	□	□	□
9. 我觉得心平气和，并且容易安静坐着。*	□	□	□	□	□
10. 我觉得心跳很快。	□	□	□	□	□
11. 我因为一阵阵头晕而苦恼。	□	□	□	□	□
12. 我有晕倒发作或觉得要晕倒似的。	□	□	□	□	□
13. 我呼气吸气都感到很容易。*	□	□	□	□	□
14. 我感觉手脚麻木和刺痛。	□	□	□	□	□
15. 我因为胃痛和消化不良而苦恼。	□	□	□	□	□
16. 我常常要小便。	□	□	□	□	□
17. 我的手常常是干燥温暖的。*	□	□	□	□	□
18. 我脸红发热。	□	□	□	□	□
19. 我容易入睡，并且一夜睡得很好。*	□	□	□	□	□
20. 我做噩梦。	□	□	□	□	□

总分：_____

附录3 汉密尔顿抑郁量表（HAMD）

HAMD是临床上评定抑郁状态时最常用的量表。

本量表有17项、21项和24项等3种版本，以下为17项版。

项目和评定标准：（0）为无；（1）轻度；（2）中度；（3）重度；（4）很重。

1. 抑郁情绪

只在问到时才诉述；（1）

在言语中自发地表达；（2）

不用言语也可从表情、姿势、声音或欲哭状态中流露出这种情绪；（3）

病人的自发语言和非自发语言（表情、动作），几乎完全表现为这种情绪。（4）

2. 有罪感

责备自己，感到自己已连累他人；（1）

认为自己犯了罪，或反复思考以往的过失和错误；（2）

认为目前的疾病，是对自己错误的惩罚，或有罪恶妄想；（3）

罪恶妄想伴有指责或威胁性幻觉。（4）

3. 自杀

觉得活着没有意义；（1）

希望自己已经死去，或常想到与死有关的事；（2）

消极观念（或自杀念头）；（3）

有严重自杀行为。（4）

4. 入睡困难

主诉有时有入睡困难，即上床后半小时仍不能入睡；（1）

主诉每晚均有入睡困难。（2）

5. 睡眠不深

睡眠浅，多噩梦；（1）

半夜（晚上12点以前）曾醒来（不包括上厕所）。（2）

6. 早醒

有早醒，比平时早醒1小时，但能重新入睡；（1）

早醒后无法重新入睡。（2）

7. 工作和兴趣

提问时才诉述；（1）

自发地直接或间接表达对活动、工作或学习失去兴趣，如感到无精打采，犹豫不决，不能坚持或需强迫自己去工作或活动；（2）

病室劳动或娱乐不满 3 小时；（3）

因目前的疾病而停止工作，住院患者不参加任何活动或者没有他人帮助便不能完成病室日常事务。（4）

8. 迟缓：指思维和语言缓慢，注意力难以集中，主动性减退

精神检查中发现轻度迟缓；（1）

精神检查中发现明显迟缓；（2）

精神检查进行困难；（3）

完全不能回答问题（木僵）。（4）

9. 激越

明显的心神不定或小动作多；（1）

检查时表现得有些心神不定；（2）

不能静坐，检查中曾站立；（3）

搓手，咬手指，扯头发，咬嘴唇。（4）

10. 精神性焦虑

问到时才诉述；（1）

自发地表达；（2）

表情和言谈流露明显忧虑；（3）

明显惊恐。（4）

11. 躯体性焦虑：指焦虑的生理症状，包括口干、腹胀、腹泻、腹绞痛、心悸、头痛、过度换气和叹息，以及尿频和出汗等

轻度；（1）

中度，有肯定的上述症状；（2）

重度，上述症状严重，影响生活或需加处理；（3）

严重影响生活活动。（4）

12. 胃肠道症状

食欲减退，但不需他人鼓励便自行进食；（1）

进食需他人催促或请求或需要应用泻药或助消化药。（2）

13. 全身症状

四肢、背部或颈部沉重感，背痛，头痛，肌肉疼痛，全身乏力或疲倦；（1）

上述症状明显。（2）

14. 性症状：指性欲减退、月经紊乱等

轻度；（1）

重度；（2）

不能肯定，或该项对被评者不适合。（不计入总分）

15. 疑病

对身体过分关注；（1）

反复考虑健康问题；（2）

有疑病妄想；（3）

伴幻觉的疑病妄想。（4）

16. 体重减轻

一周内体重减轻 1 斤以上；（1）

一周内体重减轻 2 斤以上。（2）

17. 自知力

知道自己有病，表现为忧郁；（0）

知道自己有病，但归于伙食太差、环境问题、工作过忙、病毒感染或需要休息等；（1）

完全否认自己有病。（2）

附录 4　匹兹堡睡眠质量指数（PSQI）

指导语：下面一些问题是关于您最近 1 个月的睡眠情况，请选择或填写最符合您近 1 个月实际情况的答案。请回答下列问题。

1. 近一个月，晚上上床睡觉通常是_____点钟

2. 近一个月，从上床到入睡通常需要_____分钟

3. 近一个月，通常早上_____点起床

4. 近一个月，每夜通常实际睡眠_____小时（不等于卧床时间）

5. 近一个月，因下列问题影响睡眠而烦恼

5.1　入睡困难（30 分钟内不能入睡）

□无　　　　　　□<1 次/周　　　　□1~2 次/周　　　　□>3 次/周

5.2　夜间易醒、睡眠不深或早醒

□无　　　　　　□<1 次/周　　　　□1~2 次/周　　　　□>3 次/周

5.3　夜间去厕所

□无　　　　　　□<1 次/周　　　　□1~2 次/周　　　　□>3 次/周

5.4　呼吸不畅

□无　　　　　　□<1 次/周　　　　□1~2 次/周　　　　□>3 次/周

5.5　咳嗽或鼾声高

□无　　　　　　□<1 次/周　　　　□1~2 次/周　　　　□>3 次/周

5.6　感觉冷

□无　　　　　　□<1 次/周　　　　□1~2 次/周　　　　□>3 次/周

5.7　感觉热

□无　　　　　　□<1 次/周　　　　□1~2 次/周　　　　□>3 次/周

5.8　做噩梦

□无　　　　　　□<1 次/周　　　　□1~2 次/周　　　　□>3 次/周

5.9　疼痛不适

□无　　　　　　□<1 次/周　　　　□1~2 次/周　　　　□>3 次/周

5.10　其他影响睡眠的事情

□无　　　　　　□<1 次/周　　　　□1~2 次/周　　　　□>3 次/周

如有，请说明：

6. 近一个月，总的来说，您认为自己的睡眠质量

□很好　　　　　□较好　　　　　　□较差　　　　　□很差

7. 近一个月，您用药物催眠的情况

□无　　　　　　□<1 次/周　　　　□1~2 次/周　　　　□>3 次/周

8. 近一个月，您常感到困倦吗？

□无　　　　　□<1 次/周　　　　　□1~2 次/周　　　□>3 次/周

9. 近一个月，您做事情的精力不足吗？

□没有　　　　□偶尔有　　　　　□有时有　　　　　□经常有

附录5 健康状况调查问卷（SF-36）

以下问题是询问您对自己健康状况的看法，您自己觉得做日常活动的能力怎么样。如果您不知如何回答是好，请您尽量给出最好的答案，并在本问卷最后的空白处写上您的注释与评论。

1. 总体来讲，您的健康状况是： 请√出一个答案

非常好 ☐
很好 ☐
好 ☐
一般 ☐
差 ☐

2. 跟一年前相比，您觉得您现在的健康状况是： 请√出一个答案

比一年前好多了 ☐
比一年前好一些 ☐
跟一年前差不多 ☐
比一年前差一些 ☐
比一年前差多了 ☐

3. 以下这些问题都与日常活动有关。请您想一想，您的健康状况是否限制了这些活动？如果有限制，程度如何？请在每一行√出一个答案。

	限制的程度	限制很大	有些限制	毫无限制
（1）	重体力活动，如跑步、举重物、参加剧烈运动等	☐	☐	☐
（2）	适度的活动，如移动一张桌子、扫地、打太极拳、做简单体操等	☐	☐	☐
（3）	手提日用品，如买菜、购物等	☐	☐	☐
（4）	上几层楼梯	☐	☐	☐
（5）	上一层楼梯	☐	☐	☐
（6）	弯腰、屈膝、下蹲	☐	☐	☐
（7）	步行1600m以上的路程	☐	☐	☐
（8）	步行 800m 的路程	☐	☐	☐
（9）	步行 100m 的路程	☐	☐	☐
（10）	自己洗澡、穿衣	☐	☐	☐

4. 在过去四个星期里，您的工作和日常活动有无因为身体健康的原因而出现以下问题？

对每条问题请回答是或否

	是	否
（1）减少了工作或其他活动的时间	□	□
（2）本来想要做的事情只能完成一部分	□	□
（3）想要干的工作和活动的种类受到限制	□	□
（4）完成工作或其他活动困难增多（比如需要额外的努力）	□	□

5. 在过去四个星期里，您的工作和日常活动有无因为情绪的原因（如压抑或者忧虑），而出现以下问题？

对每条问题请回答是或否

	是	否
（1）减少了工作或活动的时间	□	□
（2）本来想要做的事情只能完成一部分	□	□
（3）干事情不如平时仔细	□	□

6. 在过去的四个星期里，您的健康或情绪不好在多大程度上影响了您与家人、朋友、邻居或集体的正常社会交往？

请√出一个答案

完全没有影响	□
有一点影响	□
中等影响	□
影响很大	□
影响非常大	□

7.过去四个星期里，您有身体疼痛吗？

请√出一个答案

完全没有疼痛	□
稍微有一点疼痛	□
有一点疼痛	□
中等疼痛	□
严重疼痛	□
很严重疼痛	□

8.过去四个星期里，身体上的疼痛影响您的工作和家务事吗？

请√出一个答案

完全没有影响	□
有一点影响	□
中等影响	□
影响很大	□
影响非常大	□

9.以下这些问题有关过去一个月里您的感觉，对每一条问题所说的事情，您的情况是怎样的？请√出最接近您的情况的那个答案。

持续的时间		所有的时间	大部分时间	比较多时间	一部分时间	一小部分时间	没有这种感觉
（1）	您觉得生活充实	☐	☐	☐	☐	☐	☐
（2）	您是一个敏感的人	☐	☐	☐	☐	☐	☐
（3）	您情绪非常不好，什么事都不能使您高兴	☐	☐	☐	☐	☐	☐
（4）	您心里很平静	☐	☐	☐	☐	☐	☐
（5）	您做事精力充沛	☐	☐	☐	☐	☐	☐
（6）	您的情绪低落	☐	☐	☐	☐	☐	☐
（7）	您觉得精疲力尽	☐	☐	☐	☐	☐	☐
（8）	您是个快乐的人	☐	☐	☐	☐	☐	☐
（9）	您感觉厌烦	☐	☐	☐	☐	☐	☐
（10）	不健康影响了您的社会活动（如走亲访友）	☐	☐	☐	☐	☐	☐

10.请看下列每一条问题，哪一种答案最符合您的情况？请在每一条问题后√出一个答案。

符合的程度		绝对正确	大部分正确	不能肯定	大部分错误	绝对错误
（1）	我好像比别人容易生病	☐	☐	☐	☐	☐
（2）	我跟周围人一样健康	☐	☐	☐	☐	☐
（3）	我认为我的健康状况在变坏	☐	☐	☐	☐	☐
（4）	我的健康状况非常好	☐	☐	☐	☐	☐

课后习题参考答案

第一章　健康与亚健康

1. A　　2. E　　3. E　　4. D　　5. C　　6. C

第二章　未病学与亚健康

1. B　　2. B　　3. C　　4. E　　5. B　　6. C　　7. C　　8. C　　9. E　　10. C

第三章　亚健康的检测与评估

1. C　　2. B　　3. A　　4. B　　5. C　　6. B　　7. B　　8. C　　9. C　　10. D

第四章　健康管理与亚健康

1. A　　2. D　　3. C　　4. C　　5. D　　6. C　　7. A　　8. B　　9. C　　10. B

第五章　亚健康与慢性疲劳综合征

1. B　　2. C　　3. B　　4. C　　5. C　　6. C　　7. C

第六章　亚健康的发展趋势

1. B　　2. D　　3. C　　4. C　　5. B　　6. C　　7. B　　8. D

第七章　亚健康综合干预实践

1. D　　2. C　　3. B　　4. B　　5. C　　6. D　　7. B

参考文献

[1] 孙涛. 《亚健康学基础》[M]. 北京：中国中医药出版社，2009.

[2] 中华中医药学会. 亚健康中医临床指南[M]. 北京：中国中医药出版社，2006.

[3] 李慧珠，勇国良. 亚健康检测与防治[M]. 上海：上海科学技术文献出版社，2003.

[4] 朱复融. 亚健康自然疗法全书[M]. 广州：广东旅游出版社，2007.

[5] 王小同，诸葛毅，俎德玲. 老年健康管理[M]. 杭州：浙江大学出版社，2021.

[6] 马万千，邱新萍，苏华巍. 亚健康状态中医辨识调理[M]. 北京：人民卫生出版社，2022.

[7] 刘东波，熊兴耀. 亚健康干预技术研究[M]. 长沙：湖南科学技术出版社，2020.

[8] 田纪钧. 亚健康中医调理术[M]. 北京：人民卫生出版社，2019.

[9] 李玉强. 儿童青少年健康与影响因素[M]. 北京：光明日报出版社，2019.

[10] 张学明，张宏，张福. 社会因素与高血压流行病学调查报告[J]. 兰州医学院学报，1998（4）：29+30.

[11] 王文绢，李剑虹，王丽敏，等. 中国成年人体质量指数与心血管危险因素关系的研究[J]. 中华高血压杂志，2015，23（1）：100.

[12] 霍琳，胡琰. 中青年肥胖症对血脂、血尿酸和血糖的影响[J]. 临床医学，2007（6）：30.

[13] Wilson M F. Exercise-induced hypertension as a predictor of future hypertension[J]. Journal of the American College of Cardiology，1990，15（3）：641-647.

[14] 中国营养学会. 中国居民膳食指南[M]. 北京：人民卫生出版社，2020.

[15] 肖子曾，宋炜熙. 亚健康学概论[M]. 北京：中国中医药出版社，2019.

[16] 罗仁. 中西医结合亚健康研究新进展[M]. 北京：人民卫生出版社，2017.

[17] 张千彧，邱宾，刘伟军，等. 5G技术助力"互联网+医疗"健康管理模式发展[J]. 中国卫生质量管理，2020，27（6）：81-84.

[18] 陈晓红，郭建军. 主动健康背景下我国体医融合服务框架的构建[J]. 首都体育学院学报，2021，33（5）：474-480.

[19] 张梅，王丽敏. 我国慢性非传染性疾病流行状况及防控策略[J]. 中国医学前沿杂志（电子版），2016，8（12）：1-5.

[20] 蒋文明. 亚健康诊疗技能[M]. 北京：中国中医药出版社，2009.

[21] 朱嵘. 亚健康管理[M]. 北京：中国中医药出版社，2010.

[22] 谢雁鸣，刘保延，朴海垠，等. 基于临床流行病学调查的亚健康人群一般特征的探析[J]. 中国中西医结合杂志，2006，（7）：612-616.

[23] 王琦. 调治亚健康状态是中医学在21世纪对人类的新贡献[J]. 北京中医药大学学报，2001（2）：1-4.

[24] 汪碧涛. 中医药膳食疗[M]. 北京：化学工业出版社，2022.

[25] 李曼，李孝波，高小勇，等. 马文辉运用协调疗法调治亚健康状态经验[J]. 中国民间疗法，2024，32（16）：21-24.

[26] 张燕，谢田，宝玉金. 中医药多重优势推动亚健康管理的传承与创新[J]. 中医药管理杂志，2024，7（32）：14-197.

[27] 朱红红，许家佗. 亚健康状态流行病学特征研究进展[J]. 辽宁中医药大学学报，2010，12（8）：52-54.

[28] 郎鹏，时晓丹，张军强. 辅助生殖领域中的精准医学[J]. 国际生殖健康/计划生育杂志，2021，40（2）：121-125，146.